도대체 무엇을 먹어야 할까

달콤한 맛 속에 숨겨진

웰빙 밥상 보고서

지음 **윤철경**
감수 **구본홍** 의학 · 한의학박사

TV 건강 프로그램에서도
다 공개하지 못한
비만과 질병을 부르는
충격 식탁 보고서

개미와베짱이

웰빙이라는 말이 우리 사회에 널리 알려져 있다. 그동안 웰빙 개념은 많은 변화를 이루었고, 건강을 넘어서 생활 개념 전체로 확산되었다. 모두가 '더 건강한 삶'을 꿈꾸게 되었다는 점에서는 반가운 일이 아닐 수 없으나 가끔은 우려의 시선도 적지 않다. 처음 등장했을 때의 당찬 포부와는 달리, 웰빙 개념도 이 사회에서 하나의 트렌드로 자리 잡으면서 상업적 논리를 타고 왜곡과 과장이 또한 빈번해졌기 때문이다. 하루가 멀다 하고 신문이나 언론에 등장하는 내용들은 좋은 정보도 많았만, 그 진위를 구별할 수 없는 모호함을 띤 정보들도 상당수다.

이 책을 한 장씩 읽어가면서 의술을 펼치는 사람으로서 좋은 각성의 기회가 되었다. 무릇 정보란 정확성에서 기인한다. 약을 처방하는 일도 마찬가지이듯이 건강 정보는 구체적인 확증 없이는 함부로 말해서는 안 된다. 현대는 다양성의 시대이다. 영양이 풍부한 음식을, 어떻게 먹을 것인가도 각자의 다양성에 맞게 선택된다. 하지만 그 이전에 정확한 자료를 통해 알아보는 일은 우리의 건강 지키기에서 기본적으로 선행되어야할 일이다. 이 책은 누구나 알아야 할 기본적인 내용과 방대한 사례를 보기 쉽게 정리해 '독이 든 밥상'에 대한 우리의 경각심을 잘 일깨워주고 있다. 지금껏 모르고 있었던 과장 정보들과 왜곡된 편견들을 바로잡는 일이 얼마나 중요한지를 조목조목 짚어준다. 무릎을 치게 되고, 고개를 끄덕이게 되는 것도 그 때문이다. 건강한 밥상은 생명의 힘이다. 예로부터 한의사들은 약을 처방하기에 앞서 음식으로 병을 고쳤다. 매일 먹고 매일 마시는 한 그릇의 밥, 한 컵의 물이 우리의 에너지가 되는가 하면, 때로는 병의 근원이 되기도 했다. 그렇다면 어떤 음식을 먹어야 하는가?

어떻게 보면 밥상 지키기는 그다지 어렵지 않은 일이다. 다만 음식에 대해 잘 알고, 정확한 정보를 최대한 활용하는 데서 그 성패가 가름된다. "아는 것이 힘이다."라는 말이 절실해지는 순간이다. 좀 더 건강한 삶을 꿈꾸는 젊은이들, 가족들을 위해 건강한 밥상 지키기에 동참하고 싶은 가정주부들, 활력을 되찾고 싶은 나이 드신 분들, 그 모두에게 이 책을 권한다.

의학·한의학 박사 **구 본 홍**

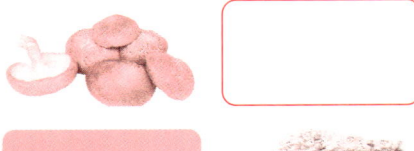

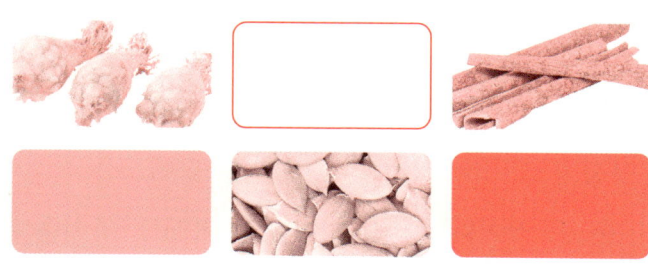

제3부   미래를 향한 건강법 _ 69

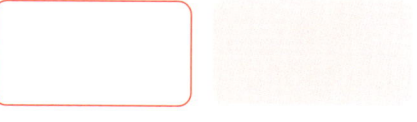

머리말 ● ● ●

21세기는 인간에게 많은 꿈을 선사했다. 더 나은 첨단 시설과 편리해진 생활, 풍요로운 삶이라는 획기적인 선물을 준 것이다. 그러나 이와 반비례해 무서운 속도로 위협받고 있는 것이 있다.

바로 우리들의 밥상이다.

아무 생각 없이 슈퍼마켓에 갔을 때 우리를 유혹하는 것은 유전자 변형식품으로 만든 음식들, 수입산 야채, 게다가 반찬거리로 통조림이라도 살라 치면 환경호르몬과 식품첨가물에 대한 이야기가 들려온다. 이처럼 독이 든 밥상을 경고하는 외침은 나날이 커지고 있지만, 개선의 여지는커녕 상황은 점차 나빠지고만 있다. 아니면 무늬만 웰빙인 경우도 허다하다.

또 아이들 간식거리를 사려면 온통 설탕과 소금 범벅이다. 청량음료에 미각을 유혹하는 알록달록한 과자, 심지어 아침식사 대용으로 먹는 시리얼에도 설탕이 가득하다. 오렌지주스라고 나온 제품에 진짜 오렌지는 10%도 안 되고, 나머지는 감미료와 설탕으로 채워져 있다.

이처럼 우리는 비타민과 무기질은 없고, 지나치게 정제된 탄수화물로 얼룩진 많은 음식을 먹음으로 인해 영양학적으로 불균형을 초래하고 있다. 그래서 모두들 질병에 대한 저항력과 신종 바이러스에 대한 면역력이 약해져 병원에 의존하지 않고는 살기 힘들어졌다. 우리는 한 그릇의 밥에서 하루를 살아갈 힘을 얻는다. 게다가 이 한 끼 식사는 몸 전체에 골고루 퍼져 근육과 뼈, 신경조직, 피부 등 모든 것을 형성한다. 하루 3끼씩 계산해서 1년에 365일, 1095끼니마다 오염되지 않고 영양가가 충분한 밥상과 간식만 먹어도 현대인의 난치병은 어느 정도 예방이 가능하리라 본다.

그래서 이 책은 원인 모를 성인병 증가에 따른 책임을 먹거리에 두고 오염된 먹거리를 공개해 피하도록 하며, 면역력을 높이는 먹거리로는 무엇이 있는지를 알려 국민건강을 증진하고자 하였다.

이 한 권의 책은 가족의 밥상을 잘 지켜 더 건강하고 행복한 가족을 만드는 데 큰 도움이 될 것이며, 그 건강을 바탕으로 더 멋진 미래를 만들어 나가기를 기원한다.

2007년 5월 윤 철 경

제 **1** 부

위험한 식탁의 경고

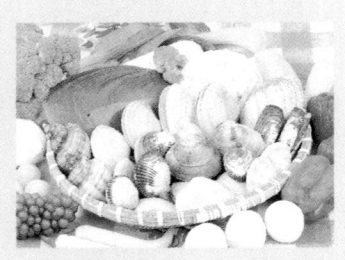

　건강하고 오래 살고 싶은 건 행복을 원하는 모든 이들이 꿈꾸는 삶이다. 그렇지만 많은 사람들이 본인의 의지와는 상관없이 장수하지 못하는 이유는 갑작스러운 사고나 불가항력적인 질병 때문이다. 그 중에 갑작스런 사고사망은 외적 영향에 의한 것으로 주변만 잘 살피면 어느 정도 대처할 수 있다. 하지만 질병 사망은 나도 모르게 내 몸을 갉아먹는 것으로 질병 보호에 대한 올바른 지식과 상식을 습득하는 일이 필요하다. 그리고 질병 사망의 주 원인 중에 하나는 바로 잘못된 생활습관과 영양가만 풍부한 식단이라는 보고서가 발표됐다.

1장 원인 모를 성인병 증가

최근 서울대학교 의대와 울산의대, 고려의대 예방 의학교실 연구팀이 1998년부터 2002년까지 한국인 120만969명을 무작위 선정한 뒤 140여 가지 질병에 대해 추적 조사를 실시한 결과, 우리의 삶을 가장 괴롭히는 질병은 암으로 조사되었다. 그리고 그 외에 우리를 괴롭히는 질병 1위는 당뇨병, 2위는 위·십이지장 궤양, 3위는 천식, 4위는 뇌졸중으로 나타났다.

그리고 70대 이후 장수에 가장 큰 영향을 끼치는 질병은 뇌졸중으로 밝혀졌다. 뇌졸중은 60~70세 때 자기 수명보다 일찍 사망하는 데 기여한 비율이 다른 질병보다 2-4배가 높았다. 그 예방법은 현대의학에서조차 뚜렷이 밝혀내지 못하고 있지만, 주 원인은 젊을 때부터 패스트푸드 음식 등 간편한 식사를 즐기고 운동을 소홀히 했기 때문이라고 전문가들은 지적한다.

연령별 한국인의 건강을 위협하는 질병

분류	20대	30대	40대	50대	60대	70대
1위	우울증 등 신경성 질환	위궤양 간경화	위궤양 간경화	암	암	뇌졸중 심근경색
2위	웨궤양 간염 등 소화기 질환	우울증	암	심근경색 뇌졸중	뇌졸중 심근경색	암
3위	천식 등 호흡기 질환	암	당뇨	당뇨	당뇨	만성 폐쇄성 질환
4위	결핵 등 간염 질환	심근경색 뇌졸중 등 심혈관 질환	심근경색 뇌졸중	위궤양 간경화	만성폐쇄성 폐 질환 천식	당뇨
5위	디스크 등 근골격계 질환	당뇨	우울증	근골격계 질환	근골격계 질환	우울증

한국인 질병 부담 2005 보고서 , 장진원 기자

과거 우리는 못먹고 못입던 시절을 지내왔기 때문에 마냥 영양가 많은 식단이 각광을 받아왔다. 하지만 건강하고 오래 살기 위해서는 단순히 '푸짐한 식탁' 이 아닌 '올바른 식탁' 에 주목해야 할 때이다.

지금 미국에서는 매일 4명 중 한 사람이 패스트푸드 음식점을 찾는다. 그래서 '점점 뚱뚱해지는 미국인' 이라는 말이 피부로 와 닿을 정도다. 실제로 미국은 1970년에는 60억 달러였던 패스트푸드 시장 규모가 2000년에 1,100억 달러로 20배 가까이 성장했다. 또 비만으로 말미암은 사회적 비용이 무려 3,200억 달러로 기하학적으로 불어났다. 즉 미국의 비만율은 패스트푸드 산업과 나란히 성장해온 셈이다.

그러나 이제 비만의 문제는 비단 미국만의 문제가 아니라 미국의 식생활을 닮아가는 한국도 문제가 되고 있다. 살찐 한국 사람을 모두 비만이라고 말할 수는 없지만 일반적으로 체지방량이 남자의 경우 체중의 25% 이상 여성은 30%이상일 경우 비만이고, 특히 한국인들의 비만에 대해 유전 요인 외에 후천적 요인으로는 식습관, 생활습관, 에너지 대사의 불균형 등이 있다고 전문가들은 말한다.

대한 비만체형학회에 따르면 우리나라 비만 인구는 900만 명으로 조사됐으며 92년과 2000년 동안 8년 사이 8.1%에서 32.3%로 4배가 증가했고, 연령별로는 30대 비만은 18.8%에서 35.1%로, 40대는 25.2%에서 37.8%로, 50세 이상은 26.1%에서 36.6%로 늘었다고 한다.

어린이 비만은 1980년 후 20년 동안 3배가량 증가했으며 비만아의 30퍼센트 이상이 고혈압, 피부질환, 호홉기질환, 당뇨병, 동맥경화, 심근경색 등 소아 성인병 증세를 보이고 있는 심각한 상황이다. 그래서 비만의 주범격인 프렌치프라이, 햄버거, 콜라 등에 포함된 지방량과 설탕량은 결코 무시하고 넘어갈 수 없는 수준이다. 또한 정크푸드, 이른바 쓰레기 음식이라는 말이 왜 나왔는가를 생각해보면 패스트푸드의 문제점을 알고도 남을 것이다.

그렇다면 비만의 주범격인 패스트푸드는 어떻게 이처럼 고도의 성장과 수익을 유지할 수 있었을까?

그것은 어디서든 간편하게 먹을 수 있는 편의성에 있다. 그러나 문제의 핵심을 파고들어가 보면 무서운 상업논리가 숨겨져 있다. 그래서 현재 미국에서는 패스트푸드를 만드는 주원료인 설탕과 콩기름을 비정상적일 정도로 싼 가격에 공급하고 있다. 예를 들어 햄버거 세트가 평균 3,000원이라면 그 원가는 상상을 초월할 정도로 싸다는 것이다. 즉 패스트푸드는 최고로 싼 가격으로 최고의 수익을 얻을 수 있는 수지 남는 장사인 셈이다.

나도 모르게, 또는 편리하다는 이유로 패스트푸드점

에 가게 된 당신. 과연 이 한 끼의 식사로 인해 무엇을 얻고 무엇을 잃게 될지를 꼼꼼히 따져보라.

즉 본인과 가족의 건강을 위해 나쁜 음식을 최대한 줄이고, 좋은 음식을 골라 먹는 습관을 갖도록 하며 우리 손으로 직접 식단을 꾸미는 일이 무엇보다도 필요하다. 그러나 아직도 대부분의 사람들은 이 단순한 개념 정리와 구체적 상식조차 알지 못하는 상황이다. 그리고 이 때문에 우리의 식단은 항상 오염물질로 물들어 있으며 그것이 미래의 우리 건강을 계속 위협하고 있다.

2장 청소년들의 이상현상 증가

세계경제협력개발기구(OECD) 2004년도 우리나라 당뇨병 사망자 수는 인구 10만 명당 34.7명(OECD 평균 13.4.명보다 2.5배), 호흡기 질환 사망자는 인구 10만 명당 53명(OECD 평균 41명)으로 30개 회원국 가운데 사망자율 1위였다.

더욱이 우리나라의 대표적인 성인병은 암, 당뇨, 고혈압인데, 그 주 원인이 아직도 뚜렷이 밝혀지지 않고 있어 그 예방책도 찾지 못하고 있는 상황이다.

그러나 우리의 몸은 음식물을 통해 만들어지므로 우리가 먹는 식단의 조절이야말로 유일한 성인병 예방의 기초가 될 것이며, 이 의견이 점점 무게를 더하고 있다.

그 외에 가까운 일본에서는 1970년대 이후 어린이와 청소년들 사이에 이상현상이 속속 나타나고 있어 하나의 사회문제로 대두됐다. 집단폭력에 이어 집단 따돌림 '왕따'가 2차 세계대전 이후 최고조로 다다르고, 등뼈가 굽고 골반이 삐뚤어지는 척추 측만증 어린이가 증가하고 있는 것이다. 또 중·고등학교 학생들의 경우 안막의 저항 약화로 근시 증가율이 30년 사이 4배가 증가했으며, 이런 속도라면 3-4년 내에 학생 70%가 근시 안경을 착용해야 할지 모르는 상황이다.

그 이유에 대해 이와테 대학 오사와 히로시 교수는 그의 저서 〈식사로 고치는 마음의 병〉에서 학생들의 인스턴트식품 의존이 만성 칼슘 부족을 불러왔고, 이로 인한 뇌신경 파괴가 폭력성과 비행행동을 양산한다고 지적했으며, 의학박사인 누마타 이사무도 자신의 저서 〈1억의 잠재환자를 구하는 길〉에서 학생들의 급격한 근시 증가는 혈액산독증(血液酸毒症) 즉, 아시도시스(acidosis)가 생겼기 때문인데 그 주 원인은 단맛을 내는 과자와 설탕 소비량의 증가라고 지적하며 "가정에서 유익한 식단을 만드는 것이 최상의 해결책"이라고 주장했다.

마찬가지로 우리나라 청소년폭력예방재단의 조사에 따르면, 초중고생의 40% 이상이 학교에서 집단 따돌림

(왕따)를 가해본 경험이 있고 그중 30%가 "재밌고 기분이 좋아서 했다"라고 답했다고 한다. 또 서울시 교육청에서 발표한 자료를 봐도, 서울의 한 초등학교에서 건강검진을 해본 결과 척추가 5도 이상 (몸 가운데가 S자나 L자로) 휜 척추측만증 학생이 무려 8%로 5년 동안 2배가 증가했으며 그중 85%가 원인이 밝혀지지 않는 특발성 측만증이라는 심각한 보고가 들어와 있다.

또 대한안과학회는 초등학생 근시 유병률이 30년간 3배가 증가해 1970년대 8~15%, 80년대 23%, 90년대 38%, 2000년대 46.2%로 점차 과거 일본만큼 심각한 수준으로 이어지고 있다고 발표했다. 그러나 현재 우리나라에서는 청소년들의 이상현상에 대해 원론적인 대책만을 내놓고 있는 상태라 시급한 준비가 필요한 실정이다.

최근 '유기농의 아버지'라고 불리는 미국의 로데일(J. I. Rodale)은 오늘날 미국을 비롯한 선진국 사회 전반에서 볼 수 있는 젊은이들의 변덕스러운 행동과 노이로제에 대해, 단순히 이것이 사회적이거나 사상적인 문제가 아니라 식생활, 특히 설탕의 과다 섭취(정제된 설탕)와 관계가 있다는 문제제기를 했다. 그리고는 "백설탕의 과잉섭취→인슐린 과잉분비→저혈당→뇌에 미치는 영향→정신생활의 변화"로 인해 청소년 범죄가 유발된다고 설명했다.

그리고 일본의 이와테 교육학부 가정과에서 쥐를 대상으로 동물시험을 실시했는데, 청량음료를 투여한 그룹의 쥐가 보통 쥐보다 2배 이상 사나웠다는 보고서가 작성되었다. 이 같이 원인 모를 성인병 증가와 우리 자녀들의 이상현상 등은 단순히 선진국으로 진입하는 문화병으로 치부할 일이 아니며, 과거 의료혜택도 제대로 받지 못하며 보리밥과 야채만 먹으면서도 늘 건강했던 시절을 떠올리게 만든다. 이제 우리의 건강을 위협하는 유해 식품을 밝히고 꼼꼼히 알아봄으로써 잘먹고 잘사는 건강 국민으로 거듭나야 할 때다.

그럼 다음 장부터는 우리의 건강을 위협하는 유해식품의 원인과 결과를 알아봄으로써 잘 먹고 잘살기 위한 대안을 살펴보도록 하자.

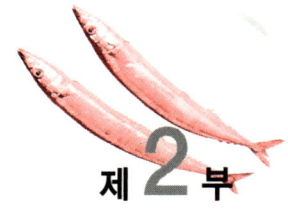

제 **2** 부

먹거리를 통한 오염의 주범들

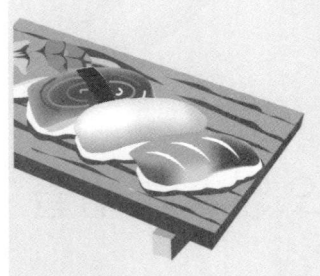

　　대부분의 건강전문가들은 나쁜 음식을 멀리하고 좋은 음식을 가까이 하며 적당한 운동을 하는 것이 장수의 비결이라는 공통된 의견을 내놓는다. 그러나 나쁜 음식을 구별하기란 사실적으로 어렵다. 그 이유는 좋은 음식 속에 나쁜 음식이 포함되어 있기 때문이다. 그래서 2장에서는 인체에 좋은 것보다 나쁜 영향을 더 끼치는 음식물들에 대해 알아보고 피하는 방법을 알아보도록 하겠다.

1장 공공의 적 트랜스 지방

'조용한 암살자'라 불리는 트랜스 지방은 현재 인체 유해성에 대해 많은 논란을 불러일으키고 있다. 그럼에도 불구하고 우리의 주방에서는 여전히 트랜스 지방을 다량 사용하고 있다. 그 이유는 트랜스 지방이 음식의 맛을 고소하게 하고 바삭바삭하게 만들어 주며, 그 무엇도 이런 면에서 트랜스 지방을 따르지 못하기 때문이다.

그 동안 포화지방(주로 동물성 기름 함유)은 비만을 유발해 심장병과 혈관 질환의 주 원인이 되었던 반면, 불포화 지방(주로 식물성 기름 함유)은 혈관 관계에 유익한 것으로 알려져 왔다.

그러나 최근 연구결과 식물성 기름인 불포화 지방산에도 동물성 기름 못지않게 혈관 건강에 나쁜 영향을 미치는 지방산이 있다고 밝혀졌는데 그것이 바로 트랜스 지방이다.

이 지방은 액체 상태의 식물성 기름을 보관 유지하기 좋은 마가린, 쇼트닝 같은 유지(油脂)나 마요네즈 같은 소스를 고체나 반고체 상태로 만들거나 가공할 때 산패(酸敗)를 억제할 목적으로 수소를 첨가하는 과정에서 이중결합으로 생성된다. 또 이것을 사용하기 위해 고온에 굽거나 충격을 주면 수소 위치가 엇갈리게 되는데 이것이 우리 몸 안에 섭취되면 배출되지 않는 해독 물질인 트랜스 지방이 된다.

트랜스 지방을 많이 섭취하게 될 경우 포화지방과 마찬가지로 체중이 늘어나고 해로운 콜레스테롤인 저밀도 단백질이 많아져 심장병, 동맥경화 등의 질환이 발생되며, 그 외에 간암, 위암, 유방암, 당뇨병의 주 원인이 된다.

그리고 이 같은 위험성이 알려지면서 미국 식품의약국(FDA)과 선진국의 각 나라에서는 이미 트랜스 지방 섭취 함량제한 의무화를 이미 추진하고 있으며, 특히 덴마크는 2003년 6월부터 모든 가공식품의 트랜스 지방을 2% 이내로 하도록 제한하는 법을 개정했으며, 위반 시 최고 2년 이하의 징역을 선고 했다.

우리나라에서는 2007년 12월부터 모든 식품에 표시 의무화를 단행하기로 했지만, 패스트푸드, 케이크, 도넛츠, 베이커리가 빠져 있어 추가 대책마련이 요구된다.

트랜스 지방 하루 섭취량은 어느 정도가 안전할까?

세계보건기구(WTO)는 하루 전체 섭취 열량 중 트랜스 지방을 1% 이내로 성인의 경우 하루 트랜스 지방 2.2g(감자튀김 반 봉지 혹은 햄버거 한 조각) 그리고 포화지방을 22.2g 이내로 섭취할 것을 권장한다. 그러나 우리나라 성인들의 하루 트랜스 지방 섭취량은 2-4g으로 추정되고 있다. 또한 튀김 기름을 다시 튀기거나 여러번 가열하면 트랜스 지방이 더 많이 생성되니 조심해야 한다.

가공식품에 들어 있는 트랜스 지방 함량 비교표

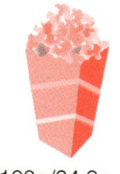
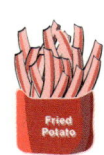
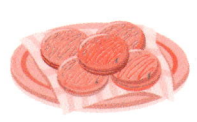

팝콘100g/24.9g   감자튀김100g/4.6g   초콜릿 입힌 과자 100g/3.2g   케이크1조각/3.1g

트랜스 지방산을 줄이는 요리 및 섭취법

▲ 야채, 고기, 생선은 튀기지 말고 찌거나 구워먹는다.

▲ 튀김을 할 때는 포도유, 올리브유 등 식물성 기름을 이용하고 한 번 사용한 기름은 다시 사용하지 않는다. 재사용을 거듭하면 트랜스 지방이 늘어난다. 밖에서 사먹는 튀김은 트랜스 지방산 덩어리다. 중식당에서도 튀김 요리는 피해야 한다.

▲ 미국 FDA는 일반적으로 가정에서 쓰는 고올레산 해바라기유, 고올레산 채종유, 저 리놀렌산 콩기름 등을 대체로 권하지만, 미국 환경단체인 공익과학센터(CSPI)는 이보다 한 단계 강화해 일반적인 콩기름, 해바라기씨 기름보다는 반드시 '비경화(Non-hydrogenated)유 (콩, 유채꽃씨, 옥수수, 땅콩)' 라고 써 있는 제품을 사용하라고 강조한다.

▲ 토스트는 토스터기에 구워서 마가린 · 버터 대신 유자청이나 잼을 발라먹는다.

▲ 샐러드는 드레싱 대신 레몬즙으로 맛을 낸다. 마요네즈를 먹으려면 집에서 달걀 노른자, 신선한 식용유와 식초를 넣어 적은 양을 만들어 먹는다. 일명 '도깨비방망이' 로 만들면 금방이다.

▲ 토스트의 촉촉한 맛을 원한다면 올리브 오일에 다진 땅콩 또는 아몬드를 섞어 설탕으로 맛을 낸 뒤 굽는 방법도 있

다.

▲ 쇼트닝이나 버터로 고소한 맛과 촉촉한 질감을 만드는 머핀이나 케이크는 먹지 말자. 꼭 먹고 싶다면, 유기농 버터, 무염 버터를 사용한 것을 먹자.

▲ 당근 케이크처럼 야채 케이크를 만들 때에는 올리브유 (라이트 버진)도 사용이 가능해서 촉촉한 질감이 나게 구워 낼 수 있다.

트랜스 지방산을 피해가는 생활관리법

▲ 일단 정상 체중을 유지하는 것이 중요하다. 심장 질환을 앓은 가족이 있거나 과체중인 사람, 운동을 싫어하고 외식이 잦은 직장인은 특히 트랜스 지방 섭취에 주의해야 한다.

▲ 트랜스 지방산은 물론 포화지방산 섭취량도 줄여야 한다. 실온에서 고체 상태로 유지되는 육류기름(비계)을 비롯, 커피 프리마, 버터, 라면 등은 요주의 대상이다

▲ 지방 섭취를 줄이는 대신 섬유질이 많은 야채와 과일, 잡곡류, 해조류를 자주 먹는다. 깨, 감귤류, 녹차, 대두, 등푸른 생선은 유해한 LDL 콜레스테롤을 떨어뜨리고 몸에 이로운 HDL 콜레스테롤을 증가시키는 작용을 한다.

▲ 매일 30~60분간 걷기, 빨리 걷기, 수영, 자전거 타기 등 유산소 운동을 한다.

▲ 과체중 환자는 처음부터 달리기, 등산, 줄넘기 등 강도 높은 운동을 하면 관절에 무리가 올 수 있으니 걷기 같은 가벼운 운동부터 시작하는 게 좋다.

▲ 오래 앉아서 일하는 생활습관 또한 심혈관 질환의 위험을 증가시킨다. 틈나는 대로 일어나서 걷고, 스트레칭을 자주 한다.

(출처 – 조선일보 2006년 11월 14일)

2장 수상쩍은 식품 첨가물

가끔 인스턴트식품이나 패스트푸드로 점심을 때우는 사람들에게 "너는 죽어도 안 썩겠다."라고 우스개 소리를 던진다. 그 음식물 속에 대부분 다량의 식품 첨가물이 들어 있다는 뜻이다. 특히 인스턴트식품이나 패스트푸드 등의 음식물에는 많은 양의 식품 첨가물이 들어 있으며 한번 들어간 첨가물은 쉽사리 배출되거나 지워지지 않기 때문에 그런 우스개 소리가 나온 것이다.

1. 식품첨가물이란?

식품첨가물은 식품의 가공이나 보존을 위해 제조 과정에서 첨가하는 화학제를 말한다. 그리고 현재 가공식품의 맛과 모양, 색, 질감 등을 좋게 할 목적으로 수많은 식품첨가물이 당연하게 사용되고 있다. 흔히 식품첨가물이 몇몇 식품에만 들어 있을 것으로 생각하지만, 한 단계라도 가공과정을 거친 식품이라면 결코 식품첨가물로부터 안전하지 않다.

아이들이 특히 좋아하는 과자나 음료, 빙과류는 물론이고 매끼 식탁 위에 오르는 두부나 어묵, 게맛살, 햄, 소시지 같은 식품도, 알고 보면 식품첨가물 덩어리라 해도 과언이 아니다. 찌개나 국에 기본양념으로 들어가는 간장이나 된장, 고추장, 설탕, 소금도 예외는 아니다.

2. 식품 첨가물의 종류와 부작용

우리의 식탁에 오르는 식품첨가물은 알려진 것만 총 604종이다. 여기서 407종은 화학합성품이며, 190종은 천연첨가물, 그리고 기타 혼합제로 되어 있다. 문제는, 이 중에서 국제적으로 안전성이 인정된 식품첨가물은 약 절반인 320종에 불과하다는 점이다. 나머지 150종은 아직도 논란이 일고 있으며, 70종은 일부 사람에게 알레르기 증상을 가져오고, 30종은 장기적으로 섭취할 경우 큰 위험순위를 벗어나 사망에 이를 수 있다는 조사 결과가 나와 있다.

이 식품첨가물은 엄격히 말하자면 식품 본래 성분이 아닌 이물질이다. 또 일견에서는 소량이 들어가니 해가 되지 않는다고 주장한다. 하지만 아무리 적은 양이라도 계속적으로 섭취하게 된다는 점에서 보면 이런 주장 또한 타당성이 없다. 입맛을 달콤하게 길들이는 아무렇지 않은 듯 첨가되는 수많은 첨가물이, 지금 우리의 건강에 새로운 복병으로 떠오르고 있다.

실제로 식품첨가물은 그 다양한 종류만큼이나 우리의 신체에 악영향을 미친다. 지금부터 각각의 첨가물이 가진 위해성을 정리해보고, 식품을 고를 때 반드시 제조 성분을 꼼꼼히 살펴보는 습관을 갖자.

① MSG 조미료
• 부작용: 중국음식점 증후군(중국음식점에서 자장면을 많이 먹은 사람이 갑자기 호흡곤란으로 쓰러진 사례가 있음.

태반을 통과하여 태아에게까지 피해를 미칠 뿐만 아니라 어린이 뇌손상을 유발함. 천식, 우울증, 현기증, 손발 저림, 두통 등을 유발.

- 첨가된 식품: 과자, 라면, 통조림, 음료수, 다시마 국물, 맛소금, 감치미 등
- 기능: 신맛과 쓴맛의 완화, 단맛에 감칠맛 부가, 자연 풍미를 끌어냄

② 타르 색소(황색 4호, 5호)

- 부작용: 페트병 증후군 유발, 전두엽에 상처를 내며 0~3세 유아에겐 치명적, 아토피, 비염, 천식, 알레르기 유발 등
- 첨가된 식품: 음료수, 아이스크림, 라면, 햄, 비엔나 소시지 등의 육가공품 등
- 기능: 음식을 돋보이려고 인공적인 색깔을 내는 합성 착색료

③ 아스파탐

- 부작용: 뇌의 기능과 행동양식에 영향을 미침. 편두통 유발, 당뇨병환자에게는 치명적인 기억상실, 혼수

상태, 사망까지 초래.

- 첨가된 식품: 콜라, 빵, 다이어트음료, 편두통치료제 등
- 기능: 설탕의 약 200배의 단맛을 가진 물질

④ 안식향산나트륨

- 부작용: 유전자 파괴 및 변이를 일으켜 암 유발, 천식, 피부염 유발, 중추신경마비, 간질 등 발작유발
- 첨가된 식품: 드링크제 및 탄산음료, 마요네즈, 마가린, 화장품
- 기능: 식품의 변질, 부패를 방지하기 위한 보존료

⑤ 아질산나트륨

- 부작용: 빈혈, 구토, 호흡기능 약화, 위암 유발.
- 첨가된 식품: 햄, 소시지, 베이컨
- 기능: 육가공품의 변색을 막는 발색제

⑥ 산화방지제(BHA, BHT, L-아스코르빈산, 아질산나트륨)

- 부작용: 여러 성분과 혼합되어 청산가리(CN) 이온

35

을 생성할 수 있음. 피부자극, 각종 장애, 발암, 성호르몬 감소, 신경 계통의 이상 야기

- 첨가된 식품: 크래커, 수프, 라드 및 쇼트닝, 주스
- 기능: 지방 식품과 탄수화물 식품의 변색 방지제

TIPS_연간 섭취하는 식품첨가물의 양

- 선진국 : 1인당 연간 6~7kg
- 일본 : 하루에 10g, 1년에 4kg
- 한국 : 하루에 10~25g, 1년에 4~10kg

3. 식품 첨가물 세상에서 살아남기

1. 가장 먼저 부엌을 과감히 정리하라: 냉장고와 싱크대를 열어 식품첨가물이 들어간 각종 드레싱류, 육수, 조미료 등 불필요한 조미료를 과감히 버리자. 맛이 문제라면, 몇 번을 더 시도해보자. 더 내 입맛에 맞게 만들 수 있는 방법을 찾아보자.

2. 포장에 적힌 표기 문구를 꼼꼼히 살펴라: 유통기한

과 가격만 보지 말고, 뒷면의 제품 표기 내용을 살펴보도록 하자. 들어보지 못한 첨가물이 많은 제품은 무조건 빼고, 본 제품의 순수 내용물 외에 이것저것 더 많이 들어있는 제품 역시 장바구니에 담지 말자.

3. 기왕이면 가공하지 않은 제품을 고르자: 삼각 김밥이나 냉동 볶음밥 같은 경우, 생쌀과 비교할 때 가공도가 최고로 높은 쌀 제품으로 화학조미료 등이 다량 첨가되어 있다. 집에서 밥을 해먹기가 어려울 경우 가공도가 상대적으로 낮은 포장 밥을 산다. 또한 씻고 썰어서 팩에 포장된 채소는 이미 염소산나트륨으로 살균되어 있다. 간편함 때문에 쉽게 포기할 수는 없겠지만, 제품의 완성도를 위해 얼마나 손을 더 거쳤을까를 생각해 보라.

4. 주기를 정해 식단을 점검하자: 점검이라는 것은 습관에서 시작한다. 어쩔 수 없이 시중에서 파는 포장 샐러드와 햄, 즉석 식품으로 요리를 했다면 다음에는 꼭 손으로 직접 만든 음식을 먹어야겠다고 다짐하는 것이 중요하다. 나와 가족이 무엇을 먹었는지를 기억하고 내 게으름을 조금은 반성해 보자.

5. 싼 게 비지떡!: 모든 물건이 그렇듯이 싸다면 그만한 이유가 있다. 예를 들어, 같은 간장도 식품첨가물을 잔뜩 넣어 대두 찌꺼기로 만든 것은 단가가 그만큼 낮을 수밖에 없다. 심지어 생수조차도 수돗물을 정화해 거기에 미네랄을 첨가한 제품은 단가가 낮다. 물건을 살 때 싼 제품에 유혹을 느낀다면, 가장 먼저 '왜 이 제품은 이렇게 가격이 쌀까'를 고민해 보자.

6. 가급적 편의점을 피하라 : 일본의 편의점에서 팔다 남은 각종 음식물들을 수거하여 돼지 사료로 먹인 결과 220마리 돼지가 낳은 새끼의 상당수가 사산 혹은 유산, 조산되었고, 그나마 정상으로 태어난 새끼들도 대부분 1주일 이내에 죽었다.

7. '과일맛 음료' 와 '과일 주스' 를 혼동하지 말라 : 새콤달콤한 맛의 오렌지색, 포도색 과일맛 주스는 실제로 오렌지나 포도 등의 과일이 전혀 들어가 있지 않다. 모두가 여러 가지 화학물질의 혼합물질과 화학 향료를 추가해서 만든 것이다. 이것이 바로 무설탕, 무과즙 음료의 실체다.

3장 베일 속에 숨겨진 환경 호르몬

1. 환경 호르몬이란?

환경호르몬이란 인체에 침투해 호르몬의 작용을 방해하거나 혼란시키는 물질을 총칭하는 말로 학술 용어로는 '내분비계 교란물질' 이라고 부른다. 이를 환경호르몬이라고 부르는 이유는 몸에 들어가면 천연호르몬으로 위장해 작용하기 때문이다. 이 환경호르몬은 일종의 가짜 호르몬으로 몸속 세포 물질과 결합해 비정상적인 생리작용을 낳거나, 심지어는 진짜 호르몬이 하는 역할을 빼앗아 생식 기능의 이상, 성비 균형의 파괴, 호르몬 분비의 불균형, 면역기능 저해, 유방암, 전립선암 등의 원인이 된다. 이 환경호르몬의 가장 큰 문제점은 극히 적은 양으로도 생태계 및 인체에 중대한 영향을 끼친다는 점이다.

환경호르몬으로 추정되는 물질은 각종 산업용 물질, 살충제, 농약, 유기중금속류, 다이옥신류, 의약품으로 사용되는 합성 에스트로겐류 등을 들 수 있다. 다이옥신은 피복전선이나 페인트 성분이 포함된 화합물을 태울 때 발생하는 대표적인 환경호르몬이다. 또 컵라면 용기로 쓰이는 스티로폼의 주성분 스티렌이성체 등도 환경호르몬으로 의심받고 있다.

TIPS_시기별 환경호르몬 피해 사례

- 1970년대-불임 여성의 증가
- 1980년대-플로리다 악어의 부화율 감소
- 1990년대-남성의 정자 수 감소, 수컷의 암컷화

현재 일본 환경청은 연구반을 설치해 어류를 대상으로 환경호르몬의 영향을 조사하고 있다. 또 경제협력개발기구(OECD)도 1998년 3월에 환경호르몬에 대한 회의를 하고 검사방법 개발에 나섰지만, 현재 환경호르몬에 대한 대응책을 모색 중인 나라는 몇몇 선진국에

불과해 앞으로도 환경호르몬에 대한 논란이 지속될 전망이다.

2. 환경 호르몬의 공포

얼마 전 서울 지역의 한 중·고등학교 여학생을 조사해본 결과, 3명 중 1명이 심한 생리통으로 고생하는 것으로 조사됐다. 또 그중에서 86%는 다름 아닌 자궁내막증 때문이었다. 자궁내막증이란 여성호르몬이 과다분비되면서 자궁내막세포가 난소 등의 부위에서 자라는 질환으로 극심한 생리통은 물론 불임을 초래할 수 있으며, 심하면 자궁을 제거하는 수술을 받아야 하는 질환이다. 더 놀라운 것은 이 청소년의 자궁내막증 발생율이 일반 성인 여성 평균보다 3배나 높다는 점이다. 전문가들조차 월경을 시작하고 얼마 되지 않은 어린 학생들의 자궁에 혹이 생겼다는 것은 상당히 의외라는 반응이었다. 그래서 그 원인에 대해 조사를 해보니 그 원인이 다름 아닌 환경호르몬 때문으로 확인되었다. 그래서 실제로 환경호르몬이 나오는 플라스틱 그릇과 합성세제를 사용하는 대신, 유기농 식품과 정수된 물을 마시게 하자, 한 달 뒤에 심한 생리통 증상이 사라졌다. 환경호르몬성 물질들이 인간의 생명을 위협할 수도 있다는 점을 확실하게 보여준 사례였다.

또 식당이나 주방에서 흔히 쓰는 물수건 및 행주는 어떤가? 종이나 섬유, 플라스틱을 더욱 하얗게 하기 위해 사용하는 형광 증백제 남용도 심각한 수준에 이르렀다. 얼마 전 소비자 보호원에서 행주를 90도 이상의 뜨거운 물에 5분 이상 삶아 조사한 결과 형광증백제는 열에 강한 속성을 가져 행주에 그대로 남아있었다. 그리고 형광증백제가 묻은 행주로 그릇을 닦았을 때도 그 그릇에 증백제가 그대로 남아있었다. 결국 음식물과 함께 형광증백제를 섭취하게 되면 아토피나 피부질환, 그 외 다른 질병의 원인이 될 수 있다고 전문가들은 말한다.

이처럼 생활의 편리함을 쫓는 사이, 환경호르몬의 위협은 더욱 심해지고 있다. 공기와 물·토양·식품은 물론, 일상에서 쓰는 생활용품 전반에 환경호르몬은 존재한다. 즉 대응하기가 속수무책인 셈이다.

환경부 집계에 따르면 2002년 대기와 물, 토양 등에 배출되는 환경호르몬의 양이 1998년보다 80%나 증가했으며 그 종류만 해도 현재 전세계적으로 3,000만 가지 이상이라 한다. 이와같은 증가세에 비례해 정부에서는 환경호르몬이 우리 인체에 미치는 문제점의 일환으로 해마다 100~200명의 '건강한 20대 초반 남성'을 대상으로 정자의 질과 수를 추정하고 있는데, 시간이 갈수록 하강곡선을 그리고 있다.

결국 인류의 미래에 환경호르몬의 공포가 한층 가까이 다가온 셈이다. 더 두려운 것은 이 환경호르몬이 지금 세대뿐만 아니라 이후 태어날 아이들에게까지 나쁜 영향을 미친다는 점이다.

출산과 육아는 그 무엇 보다도 중요한 인류의 생존과 직결되는 문제이므로 단순한 질병을 넘어 대대로 물려지는 불행이다. 그리고 이 점에서 환경호르몬은 반드시 짚고 넘어가야 할 문제다.

3. 생활 속에서 환경 호르몬 예방하기

많은 사람들이 환경호르몬을 피할 수 있는 방법이 없냐고 묻는다. 실제로 환경호르몬은 여러 가지 경로를 통해 우리의 인체에 침입하므로 딱히 피할 수 있는 방도를 찾기가 어렵다는 것이 전문가들의 의견이다. 하지만 생활 속에서 벌어지는 문제인 만큼 친환경적인 습관을 기르고, 식단 또한 환경호르몬이 없는 유기농 식품을 주로 먹는다면 어느 정도는 피할 수 있다.

TIPS_ 집 안에 숨어 있는 환경호르몬 없애기

① **벽지와 바닥재** : 유해 기체 발생

→ 도배할 때는 한지와 집에서 쑨 풀을 쓰고, 환기를 자주 시켜준다.

② **소파와 쿠션** : 독성 플라스틱 기체 발생, 천연가죽도 가공 과정에서 염화메틸렌 등 유해 물질을 쓰므로 가급적 사용자제할 것.

→ 소파 옆에 숯이나 흡착효과가 큰 벤저민, 고무나무 등을 둔다.

③ **랩과 호일** : 랩의 재료인 디옥틸프탈레이트는 발암물질이며, 호일의 재료인 알루미늄은 복통, 간과 신장 이상 등을 일으키는 독성물질이다. 뜨겁고 습기 있는 음식을 싸두면 검게 변하는데, 이는 알루미늄이 독성이 훨씬 강한 산화알루미늄으로 변하기 때문.

→ 음식은 먹을 만큼만 하고, 부득이한 경우 유리로 된 용기를 사용한다.

④ **플라스틱 용기** : 뜨거운 음식이나 기름기, 소금기가 많은 음식을 플라스틱에 오래 보관하면 음식에 스며든다.

→ 음식이 용기에 닿지 않도록 하거나, 유리 및 스테인리스 스틸 제품을 사용한다.

⑤ **바퀴벌레와 개미약** : 상온에서 독성 기체 발생

→ 살충 효과가 좋은 은행잎을 양파망 등에 담아 바퀴벌레나 개미의 통로에 두면 벌레를 퇴치할 수 있다.

⑥ **장난감** : 장난감의 주재료인 폴리에틸렌은 입에 넣어 빨 경우 문제를 유발시킴.

→ 알록달록한 장난감은 피한다.

⑦ **휴지** : 표백제 등 화학물질이 사용된다. 향기 나는 화장지는 향료와 물감이 사용되었다.

→ 누렇고 질 나빠 보이는 휴지가 건강에는 더 좋다는

점을 명심하자.

⑧ **편의점의 따뜻한 음료**

→ 편의점 온장고 속의 따뜻한 음료는 피하라. 캔에 흠집이 났을 경우 환경호르몬 유출 가능성이 있으니 먹지 말아야 한다.

⑨ **하얀 물수건 및 주방행주**

→ 색을 더 희게 하기 위한 형광증백제가 피부 손상을 불러온다.

4. 밥상에서 환경호르몬 탈출하기

우리가 먹는 농산물은 알게 모르게 환경호르몬에 노출된 농법으로 재배되거나 가공되는 경우가 많다. 그중 환경호르몬의 영향을 쉽게 받는 것이 바로 물고기다. 물속에 녹아 있는 다이옥신이나 폴리염화비페닐 등이 쉽게 침투하기 때문이다. 특히 어린이와 가임기 여성은 생선을 먹을 때 꼼꼼하게 따져야 한다.

또한 다이옥신이 포함된 다양한 치즈, 버터, 양고기, 쇠고기 등 동물성 지방의 섭취를 피하고, 풍성한 채소와 곡류, 과일 위주의 식단을 택하는 것이 좋다.

유기농 채소를 사거나 직접 기르면 그보다 좋을 수는 없지만, 정 상황이 안 된다면 좀 비싸더라도 안전성을 인정받은 식품을 선택하는 것이 가족의 건강을 지키는 비결이다.

TIPS_안심하고 먹을 수 있는 채소 손질법

① **토마토** : 껍질은 소화도 안 되고 농약이 남아 있으므로 데친 후 껍질을 벗겨 먹는다.

② **양배추** : 겉잎을 떼고 채를 썰어 찬물에 3분 정도 담가두면 잔류 농약이 녹아나온다.

③ **깻잎과 상추** : 2장씩 겹쳐 5~6회 가볍게 비비면서 흐르는 물에 씻어낸다.

④ **오렌지와 레몬** : 재배 과정에서 농약이 대량 살포되고 왁스를 바르므로 깨끗이 씻은 다음 확실하게 껍질을 제거한다.

⑤ **오이** : 소금을 뿌려 비빈 후 흐르는 물에 스펀지로 닦아 껍질을 제거하고 먹는다.

⑥ **바나나** : 수확 후 부패를 막고자 방부제를 사용하므로 줄기 쪽에서 1cm 이상을 제거한 다음 먹는다.

⑦ **녹황색 채소** : 시금치, 얼갈이, 아욱, 근대 등은 씻은 후 바로 찌개에 넣지 말고 따로 데쳐야 농약을 확실하게 없앨 수 있다.

⑧ **쌀** : 깨끗이 씻어 여름에는 30분, 겨울에는 1시간 정도 담가둔 후 담가둔 물을 버리고 깨끗한 물로 밥을 짓는다.

⑨ **육류** : 다이옥신은 지방에 많이 쌓이므로 지방은 제거하고 먹는다.

⑩ **생선** : 아가미와 내장에 환경호르몬이 잘 축적되므로 제거하고 먹는다.

단시간 내에 환경호르몬 문제를 해결할 수 없는 지금, 환경호르몬과의 전쟁은 우리 일상 곳곳에서 꾸준히 이루어져야 한다. 또 환경호르몬이 무엇이고 어떻게 하면 대처할 수 있는지, 환경호르몬에 대한 정보에 보다 많은 관심을 두는 일 또한 적극적인 대처법 중 하나일 것이다.

앞으로라도 인체에 해로운 물질이 일상생활 속에서 어떻게 사용되는지를 알고, 최대한 그 사용을 줄여나가는 것이 환경호르몬의 공포를 피해가는 지름길이다.

4장 믿기지 않는 설탕의 유해성

1. 설탕은 우리 몸에 어떤 영향을 주는가?

현대인들이 일상적으로 먹는 커피, 빵, 과자, 콜라 등에는 설탕이 들어 있지 않은 것이 거의 없다. 아기들은 태어나자마자 설탕이 든 분유에 미각이 중독되고, 자라면서 초콜릿, 콜라 등의 입맛에 종속된다. 가정에서도 고기요리를 연하게 하려면 당연 설탕을 넣는다. 설탕은 체내에 섭취되면 바로 포도당으로 전환된다. 그리고 포도당은 뇌 활동에 반드시 필요한 에너지원이다. 만일 혈당치가 떨어지면, 뇌로 공급되어야 할 에너지가 갑자기 떨어져 버린다. 공복이 되면 사고력이 떨어지는 것도 그 이유이다. 그러므로 급격히 피로할 때 설탕을 섭취하면 혈액 중에 당분이 보충되어 에너지원으로 작용해 원기가 회복된다. 그만큼 설탕은 순간적으로 혈당을 올리는 데 단연 최고다.

이처럼 설탕은 단당류로 특별한 소화단계를 거치지 않아도 우리 몸에 바로 흡수되는 특징이 있다. 그러나 과다하게 섭취할 경우 위액의 분비를 지나치게 촉진하며 물리적으로 위를 팽창시키고 위경련까지 유발한다. 또 인체로 흡수된 설탕의 양이 너무 많아지면 혈당이 급속하게 높아지는데 이를 정상치로 끌어내리기 위해 많은 양의 인슐린이 빠르게 분비되면서 순간 저혈당 상태를 만든다.

이 때문에 설탕을 먹은 지 2~5시간 지난 후에는 오히려 먹기 전보다 더한 허기와 공복감을 느끼게 되어 체중 증가의 원인이 된다. 게다가 배가 고프다고 설탕이 많이 든 음식을 계속 먹을 경우 흡수가 빨라 혈당치가 급속하게 오르고 그에 따른 운동량에 비례해 세포의 에너지 부족현상이 쉽게 나타나 피곤해짐과 동시에 집중력도 떨어지게 되며 자제력이 없어져 작은 일에도 벌컥 화를 내기 쉬운 상태로 변한다.

그러므로 유독 설탕을 자주 찾거나 설탕 성분을 먹은 뒤 몰라보게 기분이 좋아진다면 설탕 섭취량을 줄여야 할 정도의 위험한 상태라고 전문의들은 말한다.

(출처 - 야후 코리아 2007년 1월 1일 지식리더 김순태)

2. 설탕이 우리 몸을 해치는 이유

생명이란 스스로 균형을 계속 유지하려고 노력한다. 몸에 물이 부족하면 목마르게 하고, 물이 많으면 소변으로 배출된다. 마찬가지로 우리가 쌀밥을 먹으면 장과 간에서 분해하고 필요한 것은 합성하여 몸의 균형을 유지한다. 그런데, 설탕은 이런 과정을 거치지 않는다. 술과 같이 위에 직접 흡수되어 몸 안에 혈당치를 높여 균형을 깨뜨려 몸속에 혼란을 초래하는 것이다. 몸 안에 혼란이 오면 저항력이 떨어져 감염이 쉬운 나약한 체질로 점차 바뀌게 되는 것이다. 마치 술을 먹으면 해독작용을 위해서 몸에서 해독 호르몬을 배출하듯이, 설탕이 들어와도 마찬가지다. 그래서 술을 먹고 나면 힘이 없고 졸음이 오는 것처럼, 설탕을 먹으면 일시적으로 기분이 좋으나 곧 나른하고 피곤해진다. 그런데도 불구하고 계속 설탕을 먹으면 어떻게 되겠는가? 술을 계속 먹으면 알콜 중독이 되듯이, 설탕도 중독이 되고 이 과도한 설탕 섭취는 우리의 몸을 해치는 요인이 된다. 이 같은 설탕의 해악에 대해 구체적으로 알아보면 다음과 같다.

1) 설탕은 혈당을 급격히 상승시키다가 곧바로 떨어뜨린다.

설탕을 좋아하는 사람은 설탕 섭취로 혈당이 급격히 상승하다가 급격히 떨어지는 불안정한 혈당 때문에 기분이 쉽게 흔들린다. 또 피로로 인해 두통을 일으켜 더 많은 설탕을 탐하게 한다. 이러한 욕구는 매번 설탕을 섭취할 때마다 일시적으로 일어나며 한 두 시간 후엔 더욱 배고파서 설탕을 갈구하게 만드는 일종의 탐닉 사이클을 만들게 된다. 반면에, 설탕을 피하는 사람들은 단 것에 대한 욕구가 거의 없고 감성적으로도 균형 잡혀있고 활기 넘친다는 보고가 있다.

2) 설탕은 비만, 당뇨, 그리고 심장병을 일으킬 위험이 있다.

많은 연구들에 따르면 혈당에 빠르게 영향을 미치는

음식 즉, 설탕을 함유한 음식을 포함하여 글리세린 음식을 섭취하면 비만해지고 당뇨가 진전되거나 심장병을 일으킬 위험이 있다고 한다.

3) 설탕은 면역기능을 약화시킨다.

인간을 대상으로 한 연구는 흔하지 않으나 동물실험에 의하면 설탕은 면역반응을 억제하는 것으로 알려져 있다. 정확한 설탕의 기능을 이해하기 위해선 더 많은 연구가 필요하지만, 박테리아와 이스트는 설탕을 먹고 살며 이러한 물질들이 우리의 신체에서 공존함으로 우리 몸은 균형을 잃게 되면 결국 바이러스 감염 발병 확률이 더 높아진다.

4) 설탕의 과다섭취는 눈을 나쁘게 만든다.

일본의 의학박사 누마타 이사무 씨는 그의 공저 〈1억의 잠재환자를 구하는 길〉에서 당분이 대사하려면 비타민 B1이 필요하므로 결국 비타민 B1이 소모되어 부족해지고, 비타민 B1이 부족하면 시신경염이 생기기 쉽다고 말했다. 그리고 당분은 체내에 칼슘을 감소시키는 작용을 하므로, 칼슘부족으로 안구를 형성하는 공막(카메라로 말하면 body)의 탄력이 떨어져 안구가 늘어지므로 축성근시의 위험이 있다고 말했다.

5) 당분 위주 식단은 흔히 크롬결핍증을 유발시킨다.

우리 몸에서 크롬이 하는 중요한 역할은 혈당 조절이다. 크롬은 여러 가지 동물 식품, 해산물과 식물성 식품에서 발견된다. 그러나 당분이 함유된 정제된 녹말과 다른 탄수화물은 이 식품들의 크롬 공급을 억제한다. 그래서 만약 많은 양의 설탕과 함께 다른 정맥 탄수화물 등을 곁들여 섭취한다면 우리 몸에 필요한 크롬을 충분히 섭취할 수 없게 된다.

6) 설탕은 노화를 촉진한다.

설탕은 노화의 상징인 피부 처짐을 일으킨다. 우리 몸에 흡수된 일부 설탕은 혈류를 방해하다가 끝에는 글리케이션(glycation)이라 불리우는 과정으로 단백질에 달라붙는다. 이 새로운 분자구조들은 노화된 세포에서 쉽게 발견된다.그래서 설탕을 많이 섭취하면 피부와 내장, 그리고 동맥들의 탄력이 떨어지게 된다. 또한 설탕이 피 속을 더 많이 돌수록 이러한 손상이 더 빨리 일어나게 된다.

7) 설탕은 치아를 썩게 한다.

설탕이 치아에 묻으면 다른 어떤 음식물들보다도 빨리 치아를 썩게 한다. 실제로 설탕 위주 성분인 콜라에 담궈 둔 치아가 썩어가는 실험을 보면 설탕이 치아에 얼마나 나쁜 것인지 눈으로 확인할 수 있다.

8) 설탕은 잇몸 질환을 일으키고 심장병으로 발전되게 할 수 있다.

가장 대중적인 의학발표 이론에 의하면 설탕으로 인한 고질적인 치주감염이 심장동맥 질환을 일으킨다는 증거가 쏟아져 나왔다. 결국 설탕으로 인한 잇몸질환의 염증이 심장병 질환에 영향을 끼치고 있는 것이다.

9) 설탕은 아이들의 학습 인식력에도 영향을 미친다.

수많은 부모들로부터 확인되어 왔음에도 불구하고 대부분의 과학자들은 설탕이 아이들의 행동발달에 미치는 영향을 밝혀주지 못했다. 이러한 연구가 가진 문제점은 대부분의 연구란 것이 인공감미료를 함유한 음료수와 설탕으로 단맛을 낸 음료수를 비교하는 것이었다. 그래서 1979년과 1983년 사이에 미국 뉴욕 시 공립학교들은 학교 급식으로 제공하는 점심과 아침식사 시에 식탁에서 설탕을 줄이고 인공색소나 감미료를 없애버렸다. 그 결과 국가 학력수준이 15.7% 만큼 상승하였다.(예전의 최고 기록은 1.7% 상승) 그러므로 아이들의 학습인식력에도 영향을 미친다는 사실이 입증된 셈이다.

10) 설탕은 스트레스를 증가시킨다.

스트레스를 받으면 스트레스 호르몬 수치가 높아지는데 이 화학물질은 인체를 외부 공격으로부터 방어하거나 공격을 피하도록 준비시키는 인체의 병사 또는 긴급전투병이다.

이러한 화학물질들은 혈당이 매우 낮을 때에도 작용하도록 요구된다. 예를 들면 혈당이 급속히 올라간 후에(예를 들면 케이크 한 조각을 먹은 후에) 얼마 있다 혈당이 일시에 강하하는 현상이 나타난다. 이때 인체는 호르몬들이 작용하는 일 중 한가지인 혈당을 높이고 인체가 빨리 힘을 얻을 수 있도록 스트레스 호르몬인 아드레날린, 에파인프린(epinephrine), 코르티솔(cortisol)들을 분비시키게 된다. 문제는 이러한 호르몬들의 유익한 작용이 우리로 하여금 불안하고 화나고 언짢게 하는 것이다.

3. 설탕으로부터 나의 건강을 지키는 법

10년 전만 해도 우리는 아침에 음료수 대신 물 한 잔을 마셨고, 거칠지만 조미료가 들어가지 않은 음식을 먹었다. 만일 그 시절을 기억한다면 지금의 식생활이 얼마나 놀랄 정도로 많이 변했는가를 깨달을 수 있을 것이다.

과거 1950년 한국인의 1인당 연간 설탕 소비량은 100g 미만이었으나, 고작 반세기가 지난 지금 일인당 설탕 소비량은 급속도의 증가를 거쳐 현재 21kg까지 육박했다. 무겁디무거운 10키로 그램 포대로 두 개 분량이다. 이렇게 많이 섭취한 설탕은 결국 스스로도 모르는 사이에 우리의 몸을 백색 가루로 채워가는 것이다.

예를 들어 우리가 평소 즐겨 마시는 청량 음료수에는 12~13%가, 아이스크림에는 13~22%가, 토마토가 몸에 좋다고 생각해 사먹는 케첩에도 18~27%의 설탕이 들어 있다. 이에 대해 베스트클리닉 가정의학과 이승남 원장은 "성인 한 사람에게 필요한 설탕의 양은 하루에 찻숟갈 둘 분량이다. 그러나 우리는 쥬스·과자·사탕·패스트푸드·아이스크림 등을 통해 너무나 많은 당분을 먹는다"고 말했다. 한국인의 1인당 연간 설탕 섭취량은 21.4kg으로 세계 평균인 20.9kg보다 약간 많다.(2000년 국제설탕기구 연감)

이 원장은 "설탕이나 청량음료 등에 있는 단순 당분은 총 당질의 10% 미만으로 유지하는 것이 건강에 이롭다"며 "단것을 끊기가 어렵다면 비타민B가 풍부한 생선, 현미 배아, 야채 등을 많이 먹는 것이 좋다"고 말했다.

또 강북삼성병원 가정의학과 박용우 교수는 "비타민B는 장내에 공생하는 좋은 세균을 만드는데 정제된 설탕을 매일 먹으면 세균이 죽어 비타민B의 양이 줄어든다"며 "비타민B가 거의 없는 쌀밥을 주식으로 하는 우리나라 사람들이 설탕을 많이 먹으면 더욱 영양 불균형을 초래할 수 있다"고 말했다.

그래서 보통 한국인은 인체가 필요로 하는 당 에너지를 밥, 잡곡, 국수, 감자 등과 같은 곡류 탄수화물을 통해 섭취하므로 굳이 설탕을 먹지 않아도 되는데도 불구하고 탄수화물 권장량 60%를 넘는 필요 열량 약 75%를 당분으로 채우고 있다.

실제로 하루에 100-150g의 설탕을 먹는 아이들을 대상으로 조사한 결과, 마크로파지라고 하는 면역세포가 꼼짝도 하지 않고 5시간 동안 움직이지 않는 것이 확인됐다. 또 어린아이들이 좋아하는 케첩은 신맛에 가려 단맛을 느끼지 못할 뿐이며, 토마토의 항암작용으로 유명해진 라이코펜도 설탕과 함께 먹으면 효과가 떨어진다.

이 같이 무시무시한 설탕 신드롬을 치료하는 방법은 아주 간단하다.

눈 딱 감고 설탕의 섭취를 줄이는 것이다. 또한 과자

와 음료수의 섭취를 줄이고 복합 탄수화물과 어류, 올리브기름, 견과류에 함유된 '좋은 지방' 등이 골고루 들어 있는 균형 잡힌 식사를 하루 3번씩 규칙적으로 하고 충분한 운동을 하는 것이 최선의 방법이다.

(출처 - 조선일보 2002년 8월 1일)

5장 유전자 변형 식품

1. 유전자 변형식품의 의미

예전부터 우리 인간은 몸집이 큰 송아지를 얻기 위해 몸이 제일 건장한 암수를 택하는 '선택적 교배'를 통해 우수한 송아지를 얻었다. 그러나 초고속으로 발전하는 현대에서 신속하고 완전무결한 것을 얻고자 고안해낸 것이 바로 유전공학이다.

유전공학이란 우리가 원하는 특징을 가진 유전자 즉 DNA를 통해 바꿀 수 있으며, 다른 종간에서 유전자를 옮길 수 있는 기술이다. 즉 좋은 의미로 유전자 변형을 통해 당뇨병 치료에 필요한 인슐린을 나무에서 만들어 내고, 병충해에 강한 품종을 만들고 영양소가 많은 곡식도 만들 수 있다. 그래서 전 세계 인구가 식량난에서 벗어날 수 있었던 것이다. 그러나 이 유전자 변형 기술이 문제화되는 것은 '자연의 섭리'를 거스르기 때문이다. 그래서 미래학자들은 '자연의 섭리'를 거스를 경우 예상치 못한 재앙을 불러올 수 있으며, 특히 유전자 조작을 통해 나타나는 항생제 저항성 유전자(autibiotic resistance)를 막을 수 없기 때문에 인체에 치명적인 해를 가져올 수 있다고 주장한다.

2. 유전자 변형식품의 위험성

유전자 조작 식품에 대한 우리의 관심은 그야말로 뜨겁다 못해 열렬할 정도다. 유전자 조작 식품은 '굶지 않아도 되는 사회' 또는 '위대한 기적의 식물'이라 불리며, 슈퍼 옥수수라고 불리는 대형 옥수수, 병충해의 위협이 닿지 않는 콩 등 유전자 조작 농작물들이 속속 등장하고 있다.

하지만 근래 들어 시각은 뒤바뀌고 있다. 유전자 조작 식품의 문제점이 드러남에 따라 팽팽한 논쟁이 벌어지고 있는 것이다. 실제로 유럽에서는 유전자 조작 식품의 문제점이 확산되자 이를 괴물이나 먹는 '프랑켄슈타인 식품'이라며 식탁에서 완전히 퇴출하고 있는 실정이다. 그 대표적인 사례를 보면 일본의 트립토판 피해 사건이 있다.

1989년 일본 과학자들은 식품첨가물로 사용되는 트립토판을 유전자 조작 기술로 대량 생산방법을 성공하여 미국에 수출하였다. 그러나 이 트립토판이 첨가된 식품을 먹고 무려 36명이 사망하고 1만여 명이 극심한 근육통에 시달렸다. 미국은 결국 그해, 트립토판이 첨가된 식품을 금지했다.

급기야 한국에서도 2002년 1월부터 유전자 조작 식품에 'GMO(Genetically Modified Organism) 표시'를 실시하고 있다. 이는 해당 식품이 유전자 조작 식품임을 알리는 것이다. 하지만 다른 선진국에 비해 한국은 GMO에 대한 인식이 상당히 낮은 편이다. 국내에서도 유전자 조작 식품을 개발하고 있지만 아직 상용화는 되지 않았다. 그러나 문제는 바다를 건너 수입되는 콩, 옥수수, 밀가루, 감자 등이다. 이중 상당수가 유전자 조작으로 만들어진 식품들이며 3% 미만일 경우 GMO 표시 의무가 없기에 불안하기는 마찬가지다.

지금껏 우리는 다양하고 수많은 식품을 섭취해왔다. 그래서 그 식품 중 일부 유전자 조작쯤이야 문제가 없을 것으로 생각할 수 있다. 그러나 지금까지 보고된 위험 사례들을 볼 때, 이 유전자 조작 식품의 잠재적인 위험을 충분히 고려해야 한다.

우선, 유전자 조작 식품은 알레르기를 유발하고 새로운 질병을 가져올 수 있다. 또 인위적으로 생태계를 변화시킴으로써, 질서를 파괴하고 각종 돌연변이를 양산하며, 결과적으로 생태계에 미치는 영향도 무시할 수 없다. 현재의 과학 기술로는 누구도 그 장기적이고 누적적인 악영향을 논할 수 없는 상황에서 시간이 갈수록 서서히 GMO의 인체 유해성 관련 증거들이 속속 밝혀지는 추세이므로 미리 조심할 필요가 있다.

현재까지 제기된 GMO의 인체 유해성

① 한 유전자가 다른 종에 유입되는 경우 새로운 물질이 생산되므로 독성을 나타내거나 알레르기 반응이 일어날 가능성이 높아짐

② 항생제 내성 표시 유전자가 장내 박테리아와 병원균에 확산되면서 인체 내 항생제 내성 증대

③ 수평적 유전자 이전과 재조합에 의해 다양한 병원균 사이에 병독성이 확산됨과 동시에 새로운 병원성 박테리아와 바이러스 창출 가능

선진 각국의 유전자 변형식품 생태학적 실험 결과

일시	기관	내용
1998.2	영국 로웨트 연구소	푸스타이 박사의 주도로 유전자변형감자를 먹인 쥐 실험에서, 쥐의 면역체계와 질병 저항력이 크게 떨어짐
1999.1.27	독일	유전자조작 식품으로 인하여 항생제 내성을 갖는 슈퍼균이 발생하여 장 내에 잔존할 가능성에 관한 컴퓨터 모의실험
1999.5.18	영국 의료연합 (BMA)	유전자조작식품의 항생제내성 유전자가 인체 내 항생제 내성을 키움으로써 건강상의 위협이 되고 있음
2000.5	독일 예나대학 연구팀	유전자조작 유채의 꽃가루를 먹은 벌의 장 속에서 유전자조작된 DNA가 검출됨으로써, GMO 속의 유전자가 이를 섭취한 동물과 사람에게 전이될 가능성을 과학적으로 입증

④ 세포 감염으로 인하여 질병 바이러스를 재활성화시키거나, 운반체(벡터) 자체가 세포 내로 들어가서 치명적인 효과(암 포함)를 야기 가능

위와 같은 결과를 볼 때, 핵 발전 후 나오는 폐기물을 완전히 처리하는 것이 불가능한 것처럼 잘못된 GMO의 완전한 폐기도 불가능하다. 즉 이것이 시간이 갈수록 증식한다는 점이 더 무섭게 느껴진다.

선진 각국의 유전자 변형식품 어류 농산물 실험 결과

일시	기관	매체	내 용
1999.5.19	미국 코넬 대학교	Nature	Bt 옥수수의 Bt 독성이 Monarch 나비유충에 치명적임
1999.9.30	영국 정부	BBC News	GM 작물의 꽃가루가 4.5km 밖까지 이동할 수 있음
1999.12.1	미국 뉴욕 대학교	Nature	Bt 옥수수의 Bt 독성이 뿌리를 통해 토양 속으로 스며들어감을 밝힘
1999.12.2	미국 퍼듀 대학교	New Scientist	GM물고기 한 마리가 40세대 내에 물고기 무리 전체를 절멸시키는 결과를 가져온다는 모의실험결과

현재 미국은 인류의 식량 부족을 내세우며 유전자 변형식품이 유해하지 않다고 주장한다. 하지만 유럽에서는 이미 이를 반발하고 나섰고, 오랜 연구를 통해 그 안전성을 경고하면서 미국 농산물 수입을 금지하고 있다.

물론 유전자 변형 식품이 기아와 굶주림을 해결하는 열쇠가 될지는 모르지만 그 전에 많은 시험을 거쳐 안전성을 보장받는 것이 우선이다. 유전자 변형식품은 자신이 변형된 유전자를 가지는 것을 넘어 다른 농작물에까지 영향을 미친다. 즉 유전자 조작으로 질병에 강한 벼는, 그 성질이 잡초에까지 전이되어 잡초도 질병에 강해진다. 유전자 변형 연구는 이제 시작이며 아직 해야 할 일이 많다고 하겠다.

TIPS_유전자 조작 식품으로부터 식탁을 지키는 법

① 콩이나 감자, 옥수수 등을 구입할 때는 특히 수입품인지 확인한다.

② 동물의 사료는 대부분 유전자 조작 원료를 쓴다. 육류, 달걀을 익히지 않고 먹는 것을 줄여라.

③ 케첩이나 마요네즈, 식용유의 주재료인 옥수수, 토마토는 대표적인 유전자 조작 식품이므로 수입처가 불분명한 것은 멀리하고 공급처를 확인하며 가급적 직접 만들어 섭취하라.

④ 신선하고 깨끗한 유기농 식품을 이용하는 것이 가장 현명하다.

제 **3** 부

미래를 향한 건강법

현대 의학은 엄청난 발전 속에서 인류에 많은 혜택을 가져왔다. 그 대표적 예로 외상이나 감염성 질환 급성 질환 등에 획기적인 도움을 준 페니실린의 약제 발전은 고통스러운 환자들에게 엄청난 희소식이었다.

그래서 현대의학의 발달과 더불어 현대이학의 약제가 치료의 대부분을 차지하게 된 것이다. 하지만 의료사고나 약물 오용에 대한 비난이 늘어나면서 의료행위 자체가 가졌던 권위와 신뢰도도 상당 부분 떨어졌고 인식 또한 달라졌다. 즉 약의 순기능은 인정하지만 역기능이 있음이 입증된 것이다. 그 이유는 현대병의 대부분은 만성 질환이기 때문이다. 예를 들어 감기나 어깨 결림 등을 치료하기 위해 으레 항생제, 진통제, 습포제 등을 다량 사용한다. 그러나 진통제를 먹으면 처음에는 나아지는 듯하다가 다시 아프고, 그래서 다시 병원을 찾아 약을 복용하게 된다. 이런 악순환이 계속 반복되는 것이다.

그리고 의사들의 만성병에 대한 인식에도 일부 문제가 있다. 만성병이니 어쩔 수 없다는 식의 대처는 결국 환자를 장기간 약 복용자로 전락시키게 되며, 결국 굳이 약뿐만이 아닌 다른 대체적인 치료법으로 향할 길을 완전히 봉쇄시키게 되는 꼴이다. 이런 약에는 교감신경을 자극하는 물질이 들어있고 결국에는 백혈구를 파괴하여 몸의 균형을 손상시켜, 죽을 때까지 약에 의존하는 환자가 날로 늘어가게 되는 것이다. 그렇다면 약에 의존하지 않고 병을 치료하는 법은 없을까? 결론부터 말하면 '있다'.

대표적인 예로 일본의 이토 야스오 원장은 '자율신경 면역요법'을 치료에 활용하고 있는 대표적인 의사다. 혈액 데이터를 마련해 분기마다 백혈구 수치를 확인하고 이를 환자들과 공유하며 서로 독려하는 시스템, 이른바 자율신경 면역요법으로, 이 요법은 교감신경 자극을 억제하고 부교감신경의 작용을 조절해 면역력을 강화하는 치료법이다.

■ ■ ■

이 치료법을 통해 환자는 스스로 자신의 몸을 책임지게 되고 불필요하거나 습관화된 약을 끊어 '건강한 치료'를 도모할 수 있으며 대부분의 질병도 식습관 등 생활습관의 잘못에서 시작된다는 것이다.

그래서 우리 몸은 식생활을 얼마나 잘 관리하느냐가 병 치료의 기본인 것이다. 예를 들어 혈압을 낮춰주는 음식, 면역을 강하게 해주는 음식을 적절히 섞어 먹는 것도 치료의 일종이 될 수 있다. '음식으로 병을 고칠 수 있을까' 라고 생각하는 사람도 있겠지만, 실제로 병에 따라 증상에 맞는 음식을 통해 놀라울 만한 호전을 이끌어내는 경우가 우리 주변에 많이 있다.

그래서 다음 장에서는 미래에 건강한 삶을 살기 위한 방법에 어떠한 것들이 있는지 알아보도록 하겠다.

1장 면역력을 키우는 밥상

1. 발효식품을 먹자

매해 겨울마다 전 세계를 긴장 속으로 몰아넣는 괴질 '사스'. 국내에는 공식적으로 아직 환자가 발생되지 않았는데, 그 이유에 대해 세계인들은 김치나 마늘 덕분일 것이라고 이야기한다. 실제로 우리나라의 김치나 된장, 청국장, 간장과 같은 발효식품은 살균과 정장효과는 물론 항암효과까지 높은 것으로 알려졌다. 발효식품을 이용한 음식을 자주 식탁에 올리는 것이 바람직하다.

김치

김치에서 빠지지 않는 재료인 마늘은 알리신이라는 휘발성 물질이 매운 맛을 내는데, 살균과 정장효과가 있다. 또 무는 비타민 C와 수분이 풍부해 기침을 멎게 하고, 고추의 매운 성분은 살균작용을 해서 유해균의 활동을 억제한다. 생강은 두통과 기침, 코막힘 등에 좋으며 대파는 열을 내리고 몸을 따뜻하게 해 감기로 인한 복통과 두통, 설사에 좋다. 이런 양념들이 조화롭게 숙성된 발효식품이 김치이다.

된장과 청국장

전통 발효식품으로, 콩 발효물질이 혈관에 쌓인 혈액 찌꺼기(혈전)를 분해해주며 암세포의 발생과 성장을 억제한다. 특히 재래식 된장은 백혈구의 양을 늘리는 효과가 있어 면역력을 높이는 것으로 알려져 있다. 또한 된장의 주 원료인 콩에는 식물성 여성 호르몬이 풍부해 유방암과 대장암, 골다공증을 예방하는 효과도 있다.

간장

간장의 핵산 성분에는 면역기능을 개선하는 효과가 있는데, 특히 묵은 간장과 전통 간장에는 핵산이 풍부하게 들어 있다. 핵산은 일반 세포의 영양분이 되지만, 암세포에는 영향을 주지 않는다. 피부병이나 화상에 묵은 간장을 바르는 민간요법은 일리 있는 방법이다.

2. 현미와 잡곡을 섞어 먹자

우리가 주식으로 먹는 쌀에는 면역력 강화성분이 들어 있고, 현미·수수·보리·율무·기장·메밀 등의 잡곡에는 면역력을 높이고 몸의 저항력을 키워 암을 예방해주는 효과가 있다. 특히 잡곡에 많은 섬유질은 발암물질, 중금속, 콜레스테롤 등 유해물질을 배설시키는 효과가 뛰어나기 때문에 성인병 예방은 물론 장의 질환과 변비를 예방하는 역할을 한다. 쌀보다는 현미와 같은 통 곡식이 좋으며, 잡곡을 섞어 먹으면 효과가 배가된다.

현미에 함유된 아라비녹실란 성분은 5탄당의 일종으로 면역증강 작용을 하는 것으로 알려져 있어 암, B형 간염, 류머티즘과 같은 고질병 치료에 활용되고 있다. 또한 현미에는 각종 비타민과 미네랄이 함유되어 있어 체내의 유해 물질과 노폐물을 분해, 배출하므로 변비와 위장병에 효과적이고 혈색과 피부를 맑게 해준다.

그중에서도 보리는 섬유질과 단백질이 함유된 알칼리성 식품으로 이뇨효과, 피부미용, 혈당조절, 장운동

개선, 콜레스테롤 억제작용이 있다. 탄수화물 대사를 돕는 비타민 B1과 같이 면역기능을 돕는다.

또 콩은 단백질과 지방, 아미노산이 풍부한 건강식품으로 특히 서리태라고 하는 검은콩은 콜레스테롤이 혈관에 쌓이는 것을 막아주고 고혈압, 동맥경화 등에 효과적이다.

3. 녹황색 야채를 섭취하자

야채에는 섬유질과 비타민 A · B · C군, 칼슘과 칼륨, 인, 철분, 망간 등의 무기질이 함유되어 있어 우리 몸의 신진대사를 원활하게 해주는 효과가 탁월하다. 또한 풍부한 섬유질은 유해 물질을 분해하고 배출하는 효과가 있다. 특히 농약을 사용하지 않고 재배한 유기농 채소에는 이러한 성분이 훨씬 많이 함유된 것으로 밝혀지면서 주목받고 있다.

돌나물은 간과 신장에 좋고 피를 맑게 하며 체내의 독소를 제거하는 성분이 함유되어 있어 인스턴트 음식으로 인한 식중독과 각종 균을 제거하는 효과가 있다.

참나물은 연하고 향기가 은은해 쌈야채로는 물론 나물로도 인기가 많다. 각종 미네랄과 비타민이 골고루 함유되어 있으며 고혈압, 중풍에 예방효과가 높고 신경증, 대하증에도 효과가 있다.

브로콜리는 맛이 달고 순한 야채로 비타민 C가 풍부하여 변비와 혈액순환에 좋다. 특히 발암 억제 물질이 함유되어 있으며, 성인병 예방과 위장을 보호하는 식품으로도 알려져 인기가 높다.

여러 가지 쌈야채 대부분이 알칼리성 식품으로 체액이 산성화되지 않게 균형을 맞춰주는 효과가 있다.

무엇보다 쌈야채는 인스턴트식품과 패스트푸드 등으로 인한 유해 물질을 제거해 신체를 맑게 청소해주는 효과가 탁월하다. 유기농 쌈야채가 좋고, 깨끗이 씻어 꼭꼭 씹어 먹을수록 효과가 좋다.

4. 항암 작용이 뛰어난 버섯 요리를 즐기자

버섯에는 우리 인체에 여러 가지 약리작용을 하는 성분이 많이 함유되어 있다. 버섯의 다당류 성분인 -글루

칸(-glucan) 성분은 인체의 면역력을 증진시키고, 활성산소를 제거하여 항산화작용을 하며, 항암능력을 향상시킨다. 이 성분은 정상적인 세포조직의 면역기능을 활성화시켜 암세포의 증식 및 재발을 방지한다. 또한 칼로리가 낮고 섬유질이 풍부해 비만과 성인병을 예방하는 효과가 높다.

한국인이 가까이 하기 쉬운 밥상 10가지

① 마늘 : 하루 반쪽씩 꾸준하게 마늘을 섭취하면 위암을 50퍼센트, 결장암을 30퍼센트까지 예방한다.

② 콩 : 콩의 풍부한 식이섬유가 위와 장에서 포도당의 흡수 속도를 낮추고 급격한 혈당상승을 막아준다.

③ 고등어 : 주 2회 고등어를 섭취하면 불포화 지방산인 오메가-3의 함량이 높아져 심장병으로 인한 사망률을 무려 81% 줄일 수 있다. 또한 이 불포화지방산은 혈관 확장 및 혈소판 응고를 억제하고 콜레스테롤의 저하에 도움이 된다. 고등어에 풍부한 셀레늄은 심장의 통증을 완화해 주고, 심장 발작을 미리 막아주어 심장병에 탁월한 효과가 있다.

④ **호두** : 비타민 E는 노화를 억제한다. 하루 한 개씩 호두를 먹으면 장수에도 도움이 된다.

⑤ **부추** : 항산화 작용을 하는 베타카로틴이 풍부하여 체내 활성산소의 발생을 억제한다.

⑥ **보리** : 다량의 비타민과 식이섬유, 말초신경의 활동을 원활하게 하는 비타민 E, 그리고 말초 신경의 기능을 향상시키는 비타민 B가 풍부해 정력 강화에 큰 도움을 준다.

⑦ **버섯** : 비타민 B, 니아신, 비타민 D는 물론, 칼슘, 철분, 아연, 마그네슘, 칼륨 등의 무기질이 충분히 들어 있다. 식이섬유가 풍부하고 칼로리가 낮아 다이어트에 효과적이다.

⑧ **김** : 비타민 A가 풍부하여 시력 보호 및 야맹증을 예방해 준다.

⑨ **달걀노른자** : 레시틴이 다량 함유되어 있어 기억력 증진 및 치매 예방에 효과적이다.

⑩ **풋고추** : 비타민 C가 바이러스에 대한 저항력을 높여준다. 풋고추의 매운 성분인 캡사이신은 에너지 대사를 높이고 내장 기능을 튼튼하게 해준다.

2장 비타민을 꾸준히 섭취하라

비타민은 식품 속에 들어 있는 유기화합물질로 신체 조직의 성장과 회복 및 정상적인 생리작용에 필수적인 물질이다. 또 비타민은 비타민 자체로서 에너지원이 되는 것이 아니라 음식물이 에너지로 전환되는 것을 돕는 역할을 한다. 그래서 비타민이 결핍되면 피로감과 심각한 각종 질병이 생긴다. 때문에 인체의 균형을 회복하고 면역력을 증가시키기 위해서는 꼭 비타민을 섭취해야 한다. 또 비타민 D와 나이아신을 제외하고는 우리 몸 자체 내에서 생성되지 않으므로 반드시 외부에서 섭취해야한다. 비타민의 중요성을 예로 들자면 아래와 같다.

인체에는 죽을 때까지 섭취해야 하는 몇 개의 영양소가 있다. 그중에 EPA와 DHA를 함유한 오메가-3 지방산이 있다. 이 영양소는 우리 세포막의 기능을 유지하고 성장기에는 두뇌, 망막 생식기 발달에 영향을 미치며, 염증성 질환과 심혈관 질환을 예방한다.

그래서 많은 이들이 이 EPA와 DHA를 함유한 오메가-3 지방산이 함유된 식품을 꾸준히 섭취하려고 노력한다. 하지만 여기서 알아두어야 할 점은 이 오메가-3 지방산은 다가불포화지방산에 속해 산화 스트레스의 공격에 쉽게 무너지며, 이것이 동맥경화, 암, 심혈관 질환 등을 가져온다는 점이다.

그러나 이 오메가-3 지방산 등의 다가불포화지방산의 산화를 막아주는 성분이 있다. 바로 비타민 E와 비타민 C 등의 산화제다. 스트레스가 많은 현대인은 아무리 오메가-3 지방산을 많이 섭취해도 비타민이 없다면 그 영양소를 제대로 유지할 수 없다. 또 이런 비타민 없이 다가불포화지방산만 다량 섭취할 경우 오히려 산화로 인한 손상을 높일 수도 있다.

이처럼 몸에 좋은 영향을 미치는 영양소도 그것과 상부상조하는 다른 보조 영양소가 없이는 제 기능을 발휘할 수 없으므로 비타민의 중요성을 제대로 알고 비타민이 충분한 음식을 꾸준히 섭취해야 한다.

다음은 비타민 결핍 시 생기는 질병과, 비타민이 많이 함유된 식품들이다.

① **비타민 A**

• 결핍증 : 안구건조증, 야맹증, 피부건조, 각막연화증

• 효능과 생리적 기능: 눈의 건강, 항암 및 항산화 작용, 점막구성성분, 성장 촉진, 피부 · 머리카락 · 알레르기질환 개선, 잇몸 등의 건강 유지

• 공급원 : 송아지 간, 달걀, 당근, 멜론

② **비타민 B1(티아민)**

• 결핍증: 각기병, 뇌 세포 손상, 근육위축, 근육종, 부종, 호흡곤란, 식욕부진, 설사

• 효능과 생리적 기능: 탄수화물의 에너지 대사를 도움, 성장 촉진, 심장기능 정상적 유지

• 공급원 : 육류, 알곡, 콩 및 곡류, 빵

③ **비타민 B2(리보플라빈)**

• 결핍증 : 구강염, 설염, 피부염, 우울증, 현기증

• 효능과 생리적 기능 : 탄수화물, 단백질 지방의 에너지 대사에 관여, 성장과 재생 작용, 건강한 피부 · 손톱 · 모발 유지, 시력을 돕고 눈의 피로를 감소

• 공급원 : 달걀, 육류, 유제품, 푸른 채소

④ 비타민 B3(니아신)

- 결핍증 : 구취, 설사, 신경과민, 피부염
- 효능과 생리적 기능 : 탄수화물, 단백질, 지방의 에너지 대사에 관여, 고지혈증 개선, 혈압강하 효과, 당뇨병 개선, 신경안정, 우울증 치료, 위장질환 감소, 심한 두통의 예방과 치료
- 공급원 : 생선, 알곡, 땅콩, 콩

⑤ 비타민 B5(판토텐산)

- 결핍증 : 피로와 불면증
- 효능과 생리적 기능 : 탄수화물, 단백질, 지방의 에너지 대사에 관여, 스트레스 해소, 면역력 증진, 콜레스테롤 산화 방지, 기억장애 예방, 통풍 예방, 류머티스성 관절염 치료
- 공급원 : 곡류, 콩류, 닭고기, 동물조직

⑥ 비타민 B6(피리독신)

- 결핍증 : 비듬, 구강염, 피부염, 근육경련, 신경과민
- 효능과 생리적 기능 : 아미노산 대사에 필수, 구토증, 입덧 및 빈혈 예방, 정신신경질환·피부병·동맥경화증 예방, 생리전증후군 치료, 면역기능 강화

• 공급원 : 육류, 생선, 알곡, 바나나

⑦ **비타민 B12(코발라민)**

• 결핍증 : 악성빈혈, 체취, 비듬, 월경불순, 신경과민

• 효능과 생리적 기능 : 악성빈혈 예방, 철분과 엽산 보조, 신경과민 감소, 집중력 및 기억력 향상, 치매 예방, 심혈관계 질환 예방

• 공급원 : 우유, 생선, 육류, 달걀

⑧ **비타민 C**

• 결핍증 : 식욕부진, 피로, 코피, 위장장애, 멍이 잘 듦

• 효능과 생리적 기능 : 항산화 작용, 백내장 예방, 콜라겐 합성, 스트레스 해소, 피부건강유지, 면역증진 및 감기 예방, 흡연자 면역증강, 철분 및 칼슘의 흡수 촉진, 혈중 콜레스테롤 저하, 당뇨병 개선

• 공급원 : 여러 과일과 채소(오렌지, 토마토 등)

⑨ **비타민 D**

• 결핍증 : 충치, 골연화증, 구루병, 노인성 골다공증

• 효능과 생리적 기능 : 칼슘 유지, 호르몬 작용, 치아 골격을 위한 칼슘 흡수 향상

• 공급원 : 유제품, 햇빛을 쐬면 생성됨

⑩ 비타민 E

• 결핍증 : 적혈구 파괴, 신경질환, 근육위축증, 빈혈 및 생식기능 장애

• 효능과 생리적 기능 : 항산화 작용, 심혈관계 질환 예방, 피부노화 방지, 암 · 당뇨 · 퇴행성 뇌질환 예방 및 치료, 면역성 증진, 눈 건강유지, 생식기능에 도움

• 공급원 : 채소, 달걀, 생선, 마가린

⑪ 비타민 K

• 결핍증 : 코피 출혈, 노화 촉진, 출혈성의 궤양

• 효능과 생리적 기능 : 간 기능 개선, 암 예방 및 치료, 폐경기 후 골다공증 예방

• 공급원 : 푸른 채소, 돼지 간

⑫ 엽산

• 결핍증 : 거대 적아구성 빈혈, 신경관 손상, 성장 지연, 입과 혀에 염증

• 효능과 생리적 기능 : DNA 합성 과정과 적혈구 생성으로 빈혈 예방, 심장과 혈관건강, 노인성 치매와 우울증 개선, 항암 효과, 태아의 신경계통 발육 관여, 통풍 예방

• 공급원 : 푸른 채소, 키위, 내장, 알곡, 땅콩

3장 건강 기능성식품을 제대로 알고 활용하자

　지구는 점점 오염되고 식탁에 오르는 식품 역시 중금속 오염과 환경호르몬 때문에 마음 놓고 섭취할 수 없는 것이 지금 우리가 먹고 있는 식단이다. 더욱이 바쁜 일상에 쫓기는 현대인은 식사를 거르거나 즉석 식품으로 때우기가 일쑤여서 우리의 몸은 충분한 영양분을 공급받지 못하고 있다.

　이때 필요해지는 것이 바로 건강기능식품이다. 미국에서는 이미 건강기능식품의 효과와 효능에 대한 데이터가 축적되어 개개인의 건강상태에 따라 영양 요법의 개념이 확립되어 있다. 또한 상류사회의 부자들은 현대판 불로초를 섭취하기 위해 노력한다. 그들은 세상에서 가장 몸에 이롭다는 희귀성 호르몬, 영양소, 면역물질로 구성된 건강메뉴를 먹는다. 그리고 그것이 만능이 아님을 알고 건강기능식품으로 건강을 유지하고 있다.

건강기능식품이란 비타민, 미네랄, 단백질, 아미노산과 같은 영양소와 동서양 허브 류의 유효성분 등 인체에 유효하다고 여겨지는 물질을 포괄한 식품을 말한다. 우리는 일상 식사로서 부족한 영양소를 확실하게 섭취하거나, 특정의 효과 및 효능을 얻기 위해 건강기능식품을 찾고 있다.

가령 비타민 C의 경우, 일일 권장량 정도는 식사에서 직접 섭취하는 게 좋다. 그러나 충분한 항산화 효과를 얻기 위해서는 비타민 C를 매일 수천 밀리그램씩 복용해야한다. 즉 하루 식사로는 이 엄청난 양을 섭취하기가 힘들다. 건강기능식품을 이용하는 것도 이 때문이다.

사실 선진국과는 달리 한국의 소비자들은 건강기능식품에 대한 정보와 인식이 매우 부족하다. 저마다 건강상태에 맞는 건강기능식품이 있다는 것도 모를뿐더러, 이를 선택하기 위한 정보도 잘 알려져 있지 않기 때문이다. 또한 음식에 대한 의존도가 높은 데다, 언론과방송에서 좋다고 하면 자신의 건강상태를 고려하지도 않고 무작정 구입하는 일이 허다하다.

그리고 건강기능식품은 만병통치약이라는 맹신적인 소문 때문에 이것이 오히려 불량식품처럼 오해받기도 했다. 마치 소프트웨어 시장에 정품이 출시되자마자 불법 복제품이 대량으로 나돌아, 정품을 사는 사람까지도 복제품을 사용한다고 오해받는 것과 같은 이치다.

건강기능식품은 단 며칠만에 병을 낫게 하는 치료약이 아니다. 약의 본질은 '독' 이라고 볼 수 있지만 건강기능식품의 본질은 '영양' 이다. 식품의 영양 성분을 통해 허약한 인체의 세포를 점진적으로 활성화시킴으로써 신진대사를 원활하게 돕고 동시에 체질을 강화시킨다. 체질이 강화되면 당연히 병에 대한 면역력도 강해지므로 병에 잘 걸리지 않게 된다. 따라서 최소한 6개월 이상 섭취해야 일반적인 효과를 볼 수 있다. 다시 말해 건강기능식품을 복용하기에 앞서 자신의 체질과 평소 건강상태, 병이 있다면 그 병의 정확한 증상들을 알고, 과학적으로 검증 받은 우수한 건강기능식품을 선택한다면 그 효과는 확실히 얻을 수 있습니다. 또 제품 자체가 유전자 변형 식품에 의한 가공식품이 아닌 100% 천연재료로 인위적이고 화학적인 식품첨가물이 없는 완전한 무독성 자연식품이어야 한다.

그러나 국내에서는 아직도 건강기능식품에 대해 제대로 된 평가를 하고 있지 않다. 일찍이 영양제 섭취를 일반적으로 받아들인 서구 및 미국과 일본은 올바른 평가를 통해 건강기능식품을 긍정적으로 섭취하고 있다. 또 대만과 중국에서도 건강기능식품의 성장률이 급속도로 상승하고 있다.

최근 의학계에서도 건강기능식품을 훌륭한 영양제로 인정하고 있다. 여러 종류의 다양한 제품들이 내가 필요로 하는 영양소를 제대로 공급해 주느냐에 따라, 건강기능식품은 이제 우리 식생활에서 불충분한 영양소를 보충해주는 훌륭한 식품이 될 것이다.

다음은 우리나라를 포함한 미국, 일본의 건강기능식품 동향이다.

건강 기능식품에 대한 세계적 동향
(오규환 기능식품지도사 발표 참조)

미국 : 미국에서는 '항암기능성 식물성분' 연구를 통해 식물의 암 예방에 대한 효과를 입증하면서 꾸준하게

기능성 식품의 연구 및 개발에 매진했다. 또한 1990년 영양표시 및 교육법(NLEA)을 발효하여 기능성 표시를 의무적으로 하게 하였으며, 1994년에는 식이보충제 건강 및 교육법(DSHEA)에 의해 식이 보충 제도를 기능성 식품에 포함했다.

일본 : 일본에서는 1986년 '기능성 식품' 이라는 용어를 처음 사용하기 시작하여 2001년 '보건기능식품' 제도가 시작되었으며 그 시장 규모도 2000년엔 8,000억엔 규모의 거대시장으로 성장했다. 그리고 거대 시장의 자본을 이용하여 우수한 기능성식품의 연구와 개발 면에서 세계 최선두에 서 있다.

한국 : 우리나라에서는 1989년 건강보조식품이 생기면서 특수영양식품과 구분하게 되었으며, 2002년 건강기능식품법이 공포되었다. 현재는 32개의 고시형 식품과 4개의 추가 고시형기능성 식품 등 총 36개 제품이 식약청의 인정을 받았다. 또한 계속해서 개별형 인정을 통한 기능성 식품이 활발한 판매를 보이고 있다. 또 2003년 건강기능식품법을 통해 건강기능식품의 정의 기준 및 규격, 제조업과 수입업의 허가 및 판매, 표시,

광고, 품질인증제도, 영양기능 등이 법제화되었다.

① 많은 이들이 의료의 현 상태에 대한 불만이 쌓이면서 건강기능식품을 찾게 된다. 의사는 만성질환을 고치려고 지속적으로 약의 복용을 권장하지만 오히려 새로운 질병만 가중시킨다. 근래 인간 본래의 자연치유와 면역력을 소중히 여기는 인식이 자리 잡으면서, 약보다는 건강기능식품의 도움으로 인체의 균형을 바로잡아가는 사람들이 점차 늘고 있다.

② 건강을 위해 하루에 섭취해야 하는 채소와 과일은 30가지가 넘는다. 하루 세 끼로 이를 섭취하는 것은 무리다. 건강기능식품이 필요한 것도 식사만으로는 우리 몸에 필요한 영양성분을 충분히 섭취하지 못하기 때문이다.

① **영양 보충용 식품**

• 각종 비타민 식품 : 앞서 설명한 [비타민의 종류와 효능] 참고

• 단백질 보충용 식품 : 건강 증진 및 유지, 단백질 대사 균형에 도움을 줌, 영양 보급 및 영양 부족 개선

• 철분 보충용 식품 : 적혈구의 성분으로 산소를 운반, 부족한 철분을 보충

• 칼슘 보충용 식품 : 골격과 치아 구성, 칼슘 부족 예방, 성장 발육에 도움

• 식이섬유 보충용 식품: 배변활동 원활, 체중감량, 지방흡수 저하, 체지방 분해

② **자양강장 식품**

• 인삼 및 홍삼 : 원기회복, 면역력 , 자양강장에 도움

• 로열젤리 : 영양 보급, 건강 증진 유지, 고단백 식품

• 자라 분말 : 건강 증진 및 유지, 영양 보급, 단백질 공급원, 신체기능의 활성화, 체력 증진 및 보강

③ **EPA 및 DHA 함유 식품**

• EPA : 콜레스테롤 개선, 혈액을 원활히 함

• DHA : 두뇌에 영양 공급

④ **효소 및 젖산균 함유 식품**

• 효소 : 건강 증진 및 유지, 배변에 도움, 체질 개선

• 젖산균 : 유익한 젖산균의 증식, 장내 유해 미생물의 억제, 정장 작용

⑤ 클로렐라 : 체질 개선, 영양 보급, 핵산 및 단백질·엽록소·섬유소 등의 성분 함유, 건강 증진 및 유지

⑥ 글루코사민 : 관절 및 연골 건강에 도움

⑦ 키토산 및 키토 올리고당 : 콜레스테롤 개선, 항균 작용, 면역력 증강

⑧ 세포 활성화 개선을 위한 단백질 관련 아미노산식품 : 누에고치 추출물, 콩, 과일, 육류

TIPS_우리 식탁은 조류독감으로부터 안전한가?

현재 닭고기, 달걀 소비량이 조류독감 경보로 급속히 떨어졌지만 학계에서는 조류독감은 직접 지속적인 노출 상태가 아니면 인간에게 감염될 비율이 극소수라고 한다. 또 조류독감 바이러스는 75도에서 5분 이상 가열하면 모두 죽기 때문에 익혀 먹으면 병에 걸릴 위험이 없다는 것이다. 게다가 조류독감에 걸린 닭은 알을 낳지 못한다고 알려져 있다.

즉 달걀은 조류독감의 위험과는 상관이 없다. 하지만 예방은 언제나 지나쳐도 나쁠 것이 없다. 조류독감이 유행할 때는 닭이나 달걀을 만진 뒤 반드시 손을 깨끗이 씻도록 하자.

4장 양질의 단백질 섭취로 건강을 유지하자

만병의 근원은 단백질 이상 구조다

자동차가 움직이려면 연료, 즉 휘발유가 필요하듯이 인간의 생명체가 활동하려면 외부 에너지 물질을 받아들여야 한다. 바로 3대 영양소 탄수화물, 지방, 단백질이다. 날로 생활수준이 높아지면서 탄수화물과 지방 섭취는 쉬워졌다. 그러나 환경오염으로 양질의 단백질을 섭취하기는 어려워졌다.

단백질은 우리 몸의 에너지원을 공급하는 것은 물론, 우리 몸에서 절대적으로 필요한 신체 구성성분 중에 세포의 단위막, 원형질, 효소, 호르몬, 항체, 헤모글로빈 등등 중요한 물질을 만든다.

지구상에 약 300가지의 아미노산이 있지만 단백질을 만들 수 있는 아미노산은 겨우 22가지라고 한다. 단백질 생성에 꼭 필요한 양질의 세포를 위해서는 매일 필수 아미노산과 양질의 비 필수 아미노산을 반드시 섭취해야 한다.

1995년 여성과학계 노벨상으로 불리는 '로레알-유네스코 여성 과학자상'의 첫 수상자인 우리나라 한국기술연구(KAIST) 책임 연구원 유명희(柳明姬)박사도 그의 논문에서, 현재 전 세계 생명과학자들이 인간 게놈 프로젝트 이후의 새로운 표적을 단백질로 삼고 있는데, 대부분의 질병이 단백질 기능에 문제가 생기면 발생된다고 언급한 바 있다.

또한 단백질의 구조는 긴 사슬처럼 연결된 아미노산이 용수철 모양으로 말리거나 접히면서 공 모양의 입체 구조가 돼야 생물학적 기능을 수행할 수 있기 때문에 아미노산 연결 구조가 이상이 있을 때 질병이 발생한다는 사실을 자신의 수상 논문에서 처음 밝혀냈다.

그리고 모든 단백질은 자신만의 3차원 구조가 기능을 갖고 있기 때문에 하나의 단백질을 분석하는데 쓰인 방법이 다른 단백질에는 적용되지 않는다고 언급했다. 즉 양질의 단백질을 분석하며 계속 흡수시켜 인프라를 갖추면 한국인에게 자주 발생하는 질병인 골다공증, 동맥경화, 치매 등등 많은 부분에 효과가 있다는 것이다.

아미노산의 18가지 기능

- 글리신 Glycine ┃ 콜레스테롤 저하, 혈당저하,
  알코올 대사촉진, 간기능 강화
- 알라닌 Alanine ┃ 콜레스테롤 저하, 혈당량 조절,
  혈당저하, 간기능 강화, 알코올 분해 가속화
- 세린 Serine ┃ 인슐린 생산촉진, 콜레스테롤 저하
- 씨스틴 Cystine ┃ 인슐린 생산촉진, 콜레스테롤 저하
- 아스파라긴산 Aspartic acid ┃ 피로지방, 스테미너
  및 저항력 증가, 숙취해소
- 발린 Valine ┃ 두뇌활동 촉진, 정서안정 유지, 근육
  활동 촉진
- 글루타민산 Glutamic acid ┃ 뇌에 영양공급 조미효과
- 트레오닌 Threonine ┃ 성장발육, 성인 질소
  대사 필수
- 트립토판 Tryptophan ┃ 성장발육, 성인 질소 대사
  필수

- 루신 Leucine ㅣ 성장발육, 헤모글로빈의 중요요소
- 티로신 Tyrosine ㅣ 활력증진, 노폐물 여과, 부족시 성장장애와 불임의 원인
- 알기닌 Arginine ㅣ 활력증진, 갑상선 뇌하수체 기능 촉진
- 이소루신 Isoleucine ㅣ 영양성장에 절대필요
- 라이신 Lysine ㅣ 영양성장에 절대필요, 뼈, 연골 조직을 만드는 섬유질 형성, 항체소화액 분비, 부신 기능 조절
- 패닐알라닌 Phenylalanine ㅣ 갑상선 티로신 호르몬 분비 촉진
- 히스티딘 Histidine ㅣ 몸균형 및 피부영향 공급청각 신경세포 형성(유아의 성장 발달 촉진)
- 메티오닌 Methionine ㅣ 간기능 활성화 미 보호, 탈모방지
- 프롤린 Proline ㅣ 신체영양에 좋음(연골과 인대, 관절을 튼튼하게 한다)

그러나 현실적으로 가공식품 위주의 우리 식단으로

는 매일 균형 잡힌 아미노산 비율을 맞추기 어렵다. 균형 잡힌 영양소 섭취를 위해서는 약 33가지 이상의 무균질 유기농 반찬이 필요한데, 너무 바쁜 현대인들에게는 불가능하기 때문이다. 그리고, 이는 결국 호르몬 분비 이상 및 면역력 저하, 빈혈, 당뇨, 콜레스테롤 과다, 관절염, 치매 등 각종 성인병의 원인이 된다. 그러나 세포의 활성화 단백질을 만드는 아미노산이 우리가 먹는 음식 중 어디에 들어 있는지를 따져 그것을 일상 및 간식거리로 섭취한다면 단백질 결핍으로 인한 질병을 예방할 수 있다.

음식물을 통한 단백질 섭취 방법

1. 식물에서 섭취

식 품	부족하기 쉬운 아미노산	적절한 보관 방법
곡 류	이소루신, 라이신	현미+콩류옥수수+콩류밀+콩류밀+땅콩류+두유
견과류와 종실류	이소루신, 라이신	땅콩+깨+대두깨+대두+통밀땅콩류+해바라기씨
콩 류	트립토판, 메티오닌	콩류+현미콩류+통밀대두+땅콩+밀
채소 류	이소루신, 메티오닌	깍지콩,콩류,브로콜리,양배추,엽채류+참깨, 땅콩, 버섯

* 출처 : 생애주기영양학, 노만크레츠머, 교문사

POINT _ 현미에서는 이소루신과 라이신이부족하나 트립토판과 메티오닌이 풍부하다. 콩류는 이소루신과 라이신이 풍부하고 트립토판과 메티오닌이 상대적으로 적다. 따라서 곡류인 현미와 콩류를 함께 먹으면 아미노산의 섭취율이 고기보다 높아진다.

2. 육류를 통한 섭취

세계보건기구 (WHO)가 발표한 자료에 의하면 국내에서 가장 많이 소비되는 3대 육류인 소, 돼지, 닭고기는 인간의 몸을 유지하기 위한 필수아미노산을 이상적으로 갖추고 있는데 비해 쌀이나 밀가루 등은 필수아미노산의 하나인 라이신이 부족한 것으로 나타났으며, 기타 다른 식물성 식품들의 경우에도 종류에 따라 다르지만 여러가지 필수아미노산이 부족한 것으로 보고되고 있다.

동물성 단백질의 우수성을 증명하는 실례로 뉴기니아 원주민들의 노화가 다른 나라 국민보다 빨리 진행되는 이유는 단백질 섭취량이 매우 부족하기 때문이라는 것이다. 또한 오늘날 한국인들의 평균 수명과 신장이 과거에 비해 크게 향상된 것도 동물성 단백질의 섭취와도 무관치 않다는 사실에 주목할 필요가 있다.

호주에서 발표한 연구결과에 의하면 건강을 위한 쇠고기의 일일 적정 섭취량은 여자의 경우 102~150g, 남자의 경우 180~240g 이라고 보고하였고, 다른 연구자들은 혈중 콜레스테롤 함량이 정상일 경우 500g 까지도 섭취가 가능하다고 한다. 그리고 어린이의 경우 계속적인 성장과 새로운 조직의 생성을 위해 이보다 훨씬 많은 단백질이 요구된다고 보고하였다.

한편 채식 열풍과 관련해 식단을 채식 위주로 바꾸려는 사람의 대부분은 건강에 관심이 많은 중장년층으로 이들은 현재의 지방 섭취가 부족한 상태임에도 불구하고 채식 위주의 식사를 하게 될 경우 영양 불균형이 우려된다고 영양학자들은 지적하고 있다. 특히 5세 미만 어린이의 경우 지방이 정상적인 성장을 위한 에너지원으로서 매우 중요한 만큼 섭취를 제한해서는 안 된다고 충고하였다.

육류의 포화지방산과 불포화 지방산

고기를 먹는 것이 곧 심장병과 연관이 많은 포화지방산을 섭취하는 것이라고 생각하는 것은 매우 잘못이다. 그 이유는 국내에서 소비되는 3대 육류는 포화지방산 보다 불포화지방산을 더 많이 함유하고 있으며 총 지방산 중에서 포화지방산은 1/3 정도이므로 절반 정도는 단일 불포화지방산이다. 축종별 포화지방산과 불포화 지방산의 비율은 쇠고기(41:56), 돼지고기(40:59), 닭고기(36:63), 오리고기(34:65) 정도로 불포화지방산의 비율이 더 높다.

물론 성인병 환자의 경우 포화지방산 대신 불포화지방산의 섭취를 높일 것을 권장하고 있고 적당한 지방 섭취량은 총 열량의 30%이하 섭취할 것을 요구한다.

그러나 많은 사람들은 과다한 지방의 섭취가 건강에 해롭다는 것은 잘 알고 있지만, 붉은 고기가 저지방 식품으로서 영양적 균형 잡힌 최상의 음식중 하나라는 사실은 모른다. 왜냐하면 피하지방 및 근간지방을 제거한 적육에는 100g당 지방 함량이 2~4g 정도 밖에 되지 않기 때문이다. 따라서 고기를 섭취할 때 지방을 인위적으로 제거하고 먹는다면 아무런 문제가 없을 것이다.

콜레스테롤의 흑과 백

콜레스테롤은 세포내부를 외부환경으로부터 보호하고 세포내에 독립된 영역을 만드는 세포막 구성성분 중의 하나이다. 모든 동물은 콜레스테롤을 세포막의 구성물질로 하고 있으며 세포막은 콜레스테롤 없이 기능을 유지할 수 없다. 또한 체내에서 부신피질 호르몬이나 성호르몬 등의 스테로이드 호르몬의 합성재료가 되거나 음식물의 소화 흡수에 중요한 역할을 하는 담즙산의 소재가 되기도 한다.

인체내에서 합성되는 콜레스테롤의 양은 1g~1.5g일 정도인데 비해 식사로부터 섭취하는 양은 0.3g~0.5g일 정도이다. 결국 건강한 사람에게 있어서 어느 정도의 콜레스테롤 섭취는 전혀 문제되지 않는다.

다만, 생체 대사기능의 장애, 고지혈증, 동맥경화 등과 같은 질병의 소양을 가진 사람에게는 심각한 문제가 될 뿐만 아니라 혈중 콜레스테롤 농도가 높을 경우 콜레스테롤이 많은 식사(동물성 지방과 식물성 지방 포함)를 하면 동맥경화에 의한 심근경색, 뇌출혈 등에 걸릴 위험성이 높아지게 된다.

반면 혈중 콜레스테롤의 수치가 낮을 경우에는 뇌경색이나 폐렴에 걸릴 가능성이 높다. 따라서 콜레스테롤은 높아도 문제이고 낮아도 문제이다. 이는 고혈압도 위험하지만 저혈압 역시 위험하다는 것이다. 특히 외국에 비해 식육 섭취가 적은 우리나라의 많은 노인들에게 있어 건강상 최대의 적은 심근경색이 아니고 뇌경색(중풍)이라는 사실에 주목할 필요가 있으며 성인과 달리 2살 이하의 영유아는 콜레스테롤을 충분히 합성하지 못하므로 충분한 콜레스테롤의 섭취가 중요하다. 따라서 건강을 유지하기 위한 영양소의 섭취는 육식과 채식을 흑과 백으로 나누어 논리를 전개하는 것은 매우 어리석은 일이다. 또한 건강을 위해 "동물성 단백질이 좋은가, 식물성 단백질이 좋은가, 동물성 지방이 좋은가, 식물성 지방이 좋은가" 라는 식의 질문 역시 얼마나 우매한 것인지를 알아야 한다. 그 이유는 인체에 기여하는 각기 다른 고유의 특성이 있기 때문이고, 성인병의 원인이 되는 인자는 매우 다양하고 복잡하기 때문이다. 또한 인간이 사회적 문화적으로 활동하면서 특정한 것만을 선택하여 먹는다는 것은 어려운 일이다. 문제는 균형과 조화이다. 그런 측면에서 고기와 채소를 함께 먹는 우리나라의 식생활은 얼마나 선진화되어 있는가?

현명한 현대인이라면 그리고 건강하게 오래 살고 싶다면 육류와 채소를 골고루 섭취하는 것이 중요하다. 왜냐하면 오늘날 성인병이 운동부족, 과식, 과음, 흡연,

스트레스 등과 더 많은 상관이 있기 때문이다.

출처 - 축산물등급판정소 http://www.kormeat.com

3. 실크아미노산을 통한 섭취

실크아미노산은 생명을 이루는 구성물질과 생명을 유지시켜주는 에너지원으로 우리 몸에 필요한 세포 조직의 성장 발달, 유지보수, 호르몬, 항체, 신경전달물질을 만드는 생리유지 구조로 생성되어 있는 천연물질이다.

동양의학의 본산인 중국에서 최고의 의학서적으로 평가받고 있는 「본초강목(本草綱目)」을 살펴보면 숫나방을 최상의 정력제로 소개하고 있는 대목이 나오는데, "천하의 보배이오니 천하가 같이 지녀야 한다"고 격찬했다.

또 조선의 명의 허준 선생은 「동의보감」에서 "까만 오디는 뽕나무의 정수가 모인 것이고, 당뇨병에 좋을 뿐만 아니라 오장에 이로우며 계속 복용하면 영양에 좋다"고 기록하고 있고, "누에 번데기는 각종 풍과 피로에 여윔 증세를 다스려 준다"는 기록이 남아 있다.

누에고치의 생성 과정

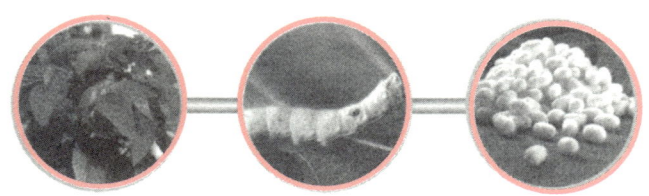

그래서 일본의 히라바야시 박사는 뽕나무에서 열리는 오디와 뽕잎을 먹고 자란 누에 번데기와 숫나방이 이처럼 훌륭한 한약재라면, 누에 자신의 몸에서 뿜어낸 액체로 만든 누에고치의 성분이야말로 더없이 좋은 효능을 지니고 있지 않겠느냐는 의문을 최초로 제기했다.

그 후 연구가 활발하게 이루어졌는데, 그 결과는 예측한 대로였다. 오디, 뽕잎, 누에 번데기, 숫나방 등은 한 일부만이 약효를 지닌 성분이었으나 누에고치는 그 성분이 100%가 갖가지 효능을 가진 성분으로 이루어졌음이 확인된 것이다.

즉 누에 실크 속에는 우리 인체에 꼭 필요한 필수 아

미노산 8가지와 비필수 아미노산 10가지 등 모두 18가지가 골고루 함유되어 있음을 발견한 것이다.

따라서 옛 선인들이 누에 잠(蠶)자를 하늘 천(天), 벌레 충(蟲)의 합성어로 즉 "하늘이 내려준 선물이다" 하는 뜻이 입증된 셈이다.

아뭏든 우리는 오래오래 건강하게 살아야 한다. 그러기 위해서는 60~70조의 세포로 이루어진 우리 몸은 하루에도 수십만개씩 없어지고 생성되는 만큼 양질의 세포로 채워진다면 건강도 자연적으로 유지될 것이다.

그리고 양질의 세포를 채워가기 위해서는 세포의 주성분인 아미노산 18가지를 음식물을 통해 섭취해야 할 것이다. 그러나 바쁜 현대인의 편중된 식단으로는 어려울 수밖에 없다

그래서 18가지 아미노산이 포함되어 있는 실크 아미노산을 눈여겨 보아야 할 것이다. 그리고 아무리 좋은 식품이라도 자기 자신의 몸에 맞지 않아 대소변으로 모두 쏟아내 흡수율이 안좋으면 소용이 없다. 따라서 흡수율이 탁월한 식품을 섭취한다면 건강은 오래 유지될 것이다.

맺음말

웰빙 밥상에 대한 새로운 해석

처음 웰빙 개념이 소개되었을 때, 그 열풍은 그야말로 어마어마했다. 수많은 신문 지상과 언론들이 앞 다투어 웰빙을 소개했고, 이어서 환경웰빙을 의미하는 로하스 건강과 관련한 연속적인 신개념들이 창조되었다. 이른바 '잘먹고 잘살자'는 웰빙 개념이 현대인의 생활 전반의 풍토까지 바꾸어놓은 것이다.

하지만 이처럼 웰빙이 강조되면서 부작용 또한 생겼다. 웰빙이 하나의 잘 팔리는 상품으로 등장하면서 언론의 웰빙 부추기기가 시작된 것이다. 무엇이든 웰빙과 결합하면 고급 상품이 되는 시대에 어찌 보면 당연한 일이었을 것이다.

그렇다면 지금껏 당신은 웰빙의 효과를 얼마만큼이나 누려왔는가? 실제로 당신은 이 수많은 웰빙 정보 속에서 정말 '웰빙'을 즐기고 있는가?

정말로 당신은 웰빙의 혜택을 누려왔는가?

아무리 신개념의 질병 치료법이 개발된다 해도, 사실 우리의 질병은 먹거리에 대한 개념을 고치지 않는 한 더 나빠질 뿐이다. 먹거리로 인해 생긴 병을 약으로 치료하는 악순환을 끊어야 하는 것이다. 그러기 위해서 가장 중요한 것은 바로 우리들이 일상적으로 대하는 밥상이다.

이 책은 입으로는 웰빙을 외치면서도 실제로는 건강을 위협하는 음식들을 먹고 있는 우리의 실태는 물론, 우리의 식탁이 나아가야 할 길을 보여주고 있다. 몇 가지 웰빙 음식을 먹는다고 해서 우리가 웰빙하는 것은 아니라는 뜻이다. 진정 '잘 먹고 잘살기' 위해서는 언론의 과장된 웰빙 개념에서 벗어난 정확한 정보, 그리고 나름의 공부가 필요하다. 그런 의미에서 이 책은 오염된 우리의 먹거리 실태를 분석하고, 우리가 피해야 할 음식들과 추구해야 할 영양 상황을 정확한 통계와 다양한 자료들을 통해 이해하기 쉽게 정리한 것이다.

부디 이 책이 많은 이들의 건강한 식탁을 위해 소중하게 쓰여졌으면 하는 바람이다.

달콤한 맛 속에 숨겨진
웰빙 밥상 보고서

1판 5쇄 발행 · 2007년 5월 30일

지은이 · 윤철경
감수 · 구본홍
발행인 · 이용길
발행처 · **개미와베짱이**
영업 · 권계식
관리 · 윤재현
본문 디자인 · 이룸

출판등록번호 · 제396-2004-000095호
등록일자 · 2004.11.9
등록된 곳 · 경기도 고양시 일산구 백석동 1332-1 레이크하임 404호
대표 전화 · 0505-6279-784
팩스 · 031-902-5236
 ISBN 978-89-92509-06-0 03570

· 좋은 책은 좋은 독자가 만듭니다.
· 독자 여러분의 의견에 항상 귀를 기울이고 있습니다.
  www.05056279784.com
· 저자와의 협의 하에 인지를 붙이지 않습니다.
· 잘못 만들어진 책은 구입하신 서점이나 본사로 연락하시면 교환해 드립니다.